Max von Pettenkofer

Über den gegenwärtigen Stand der Cholera-Frage

Und über die nächsten Aufgaben zur weiteren Ergründung ihrer Ursachen

Max von Pettenkofer

Über den gegenwärtigen Stand der Cholera-Frage
Und über die nächsten Aufgaben zur weiteren Ergründung ihrer Ursachen

ISBN/EAN: 9783743697454

Hergestellt in Europa, USA, Kanada, Australien, Japan

Cover: Foto ©berggeist007 / pixelio.de

Weitere Bücher finden Sie auf **www.hansebooks.com**

Ueber den gegenwärtigen Stand

der

Cholera-Frage

und über

die nächsten Aufgaben

zur

weiteren Ergründung ihrer Ursachen.

Von

Max v. Pettenkofer,

Dr. med., Obermedicinalrath und o. ö. Professor der Hygiene an der Universität München.

München 1873.
R. Oldenbourg.

Druck von O. R. Schurich in München.

So oft ich auch schon das Wort in dieser Angelegenheit ergriffen habe, dass ich endlich dessen wohl müde sein und die weitere Entwicklung sich selbst oder Anderen überlassen könnte, so halte ich es doch für meine Pflicht, gerade jetzt wieder die Stimme zu erheben, wo uns in Europa eine grössere Invasion der Cholera neuerdings bevorsteht. Ich halte es für Pflicht, noch vor den möglichen Ereignissen schon des nächsten Jahres einen Versuch zu machen, eine Klärung widerstreitender Ansichten herbeizuführen, um dann vielleicht mit vereinten Kräften neue bessere Bahnen als bisher verfolgen zu können. Der Mangel an Uebereinstimmung der Anschauungen in wesentlichen Punkten ist nicht nur ein Hinderniss für die Entwicklung und den Fortgang der Forschung im Allgemeinen, sondern zugleich eine Veranlassung zur Zerfahrenheit, zur nutzlosen Verschwendung der Kräfte des Einzelnen in allen beliebigen unfruchtbaren Richtungen.

Ich knüpfe diessmal an einen concreten Fall an, an eine Schrift, welche die Bekämpfung meiner Anschauungen sich zum Ziele gesetzt hat. Die jüngst erschienene, in vieler Beziehung sehr gründliche Arbeit von Sander[1] enthält

---

[1] Untersuchungen über die Cholera in ihren Beziehungen zu Boden und Grundwasser, zu socialen und Bevölkerungsverhältnissen. Von Dr. Fr. Sander, Arzt des städtischen Krankenhauses zu Barmen. Köln 1872, Druck von du Mont-Schauberg.

neben werthvollen Thatsachen auch eingehende Betrachtungen über die Verbreitungsart der Cholera, über die Zulässigkeit oder Unzulässigkeit der Annahme eines wesentlichen Einflusses von Boden und Grundwasser u. s. w. Dieser Theil der Arbeit enthält nichts Neues für mich, und erscheint mir nur als eine Fortsetzung jener vorwiegend skeptischen Kritik, wie sie auch von Andern schon wiederholt geübt worden ist; aber während ich nun darüber mit ihrem Verfasser diskutire, bin ich mir wohl bewusst, dass ich nicht blos zu ihm, sondern zu einem grossen Theil der praktischen Aerzte überhaupt spreche, in deren Händen die öffentliche Meinung über diese Fragen fast ausschliesslich ruht. Ich betrachte daher Sander nicht im Geringsten als einen persönlichen Gegner, sondern nur als den Mandaten einer Gegenpartei, und auch er soll in mir nur den Anwalt einer Sache erkennen, die ich für ebenso gerecht, als praktisch wichtig halte.

Die Form der Streitschrift scheint mir für jetzt am geeignetsten zu sein und am kürzesten Wege zum Ziele zu führen, weil da jene Punkte, über die schon mehr oder weniger Uebereinstimmung besteht, gar nicht erwähnt zu werden brauchen, und eigentlich nur die streitigen Punkte zur Sprache kommen.

Sander kommt nicht dazu, die Existenz einer örtlichen und zeitlichen Disposition für Choleraepidemieen entschieden in Abrede zu stellen und die Cholera als gewöhnliche ansteckende Krankheit zu betrachten, er bezweifelt nur, dass der Boden einen **wesentlichen** Theil der örtlichen, und die Grundwasserverhältnisse einen **wesentlichen** Theil der zeitlichen Disposition ausmache, und glaubt ferner, dass die Cholera manchmal sich auch ohne diese Hilfsmittel epidemisch verbreite, und dann weder örtliche noch zeitliche Disposition, sondern nur einen Cholerakeim und ansteckungsfähige Menschen oder individuelle Disposition bedürfe, wie z. B. auf Schiffen, — kurz, er glaubt, dass sich die Cholera zeit- und stellenweise wie eine gewöhnliche contagiöse Krankheit verhalte, und dann wieder auch nicht so.

Sander hat seine Hauptbedenken gegen das Wesentliche eines Einflusses von Boden und Grundwasser Seite 39 seiner Schrift selbst zusammengestellt, und es wird wohl das beste sein, diese Zusammenstellung der nachfolgenden Besprechung zu Grunde zu legen.

1) Sander hält unter Umständen eine Mitwirkung des Bodens bei der Verbreitung der Cholera allerdings für sehr wahrscheinlich, aber er kann nur nicht zugeben, dass der Boden eine wesentliche, durch nichts zu ersetzende Rolle bei der Cholera spiele. Sander glaubt Thatsachen zu kennen, welche eine Epidemie aus einer Vervielfältigung des Cholerakeimes im menschlichen Körper und aus einer Ansteckung durch die Excremente der Kranken am natürlichsten erklären lassen.

2) Sander nimmt an, dass ich behauptete, der Cholerakeim vermehre sich nur im Boden.

3) Sander tadelt, dass es mir noch nicht gelungen ist, für jeden einzelnen Fall giltige, ganz bestimmte und untrügliche Kennzeichen eines Cholerabodens aufzustellen, und in einem solchen Boden auch jenen Grundwassergrad anzugeben, der erkennen lässt, wann es für den Ausbruch einer Choleraepidemie nicht zu feucht und nicht zu trocken, sondern gerade recht wäre.

Nebenbei wird mir mehrfach in's Gedächtniss gerufen, dass ich 1856 manches noch anders angesehen und dargestellt hätte, als 10 Jahre später, dass ich dadurch in Widersprüche verfallen sei.

In dem ersten Satze Sander's spricht sich jene Unentschiedenheit und Unklarheit aus, welche in einer weit verbreiteten Meinung wurzelt, die ich aber thatsächlich nicht für begründet erachten kann. Diese Meinung besteht hauptsächlich darin, dass man contagiose Krankheiten und verschleppbare Krankheiten für identisch hält, dass man folgert, wenn eine Krankheit durch den menschlichen Verkehr verbreitbar, verschleppbar ist, dann ist sie auch contagios. Ich habe mich über diesen Punkt erst kürzlich bei einer Besprechung der Aetiologie des Typhoids oder Abdominaltyphus im Kreise des Münchner ärztlichen Vereines zu äussern Gelegenheit gehabt.[1]) Was ich dort mit Bezug auf das Typhoid gesagt habe, passt Alles auch auf die asiatische Cholera und das Gelbfieber, und ich erlaube mir, die wesentlichsten Sätze hier zu wiederholen.

Zwei Vorstellungen über die Ursachen und das Auftreten epidemischer Krankheiten stammen aus uralter Zeit; das sind Contagium und Miasma.

In diesen Vorstellungen lag anfänglich ein sehr richtiger sachlicher Sinn und Kern. Man bezeichnete mit beiden Ausdrücken specifische Ursachen von Volkskrankheiten, aber von verschiedener lokaler Abstammung; mit Contagium diejenigen, welche ihr Entstehen innerhalb des Körpers des Kranken selbst haben, mit Miasma diejenigen, welche ausserhalb des Körpers des Kranken, in seiner Umgebung, entstehen. — Man war nie zweifelhaft, dass das impfbare Syphilis- und Blatterngift vom menschlichen Körper, von Syphilis- und Blatternkranken erzeugt werde, und ebenso war man nie zweifelhaft, dass das Malariagift nie vom Men-

---

1) Ueber die Aetiologie des Typhus. Vorträge, gehalten in den Sitzungen des ärztlichen Vereins zu München von Buhl, Friedrich, v. Gietl, v. Pettenkofer, Ranke, Wolfsteiner. München, 1872 bei J. A. Finsterlin.

schen stammt, sondern stets in dessen Umgebung von der Oertlichkeit erzeugt wird, den Menschen nur vergiftet, wie ihn Arsenik oder ein anderes Gift vergiftet. Den Begriff Umgebung des Kranken oder Oertlichkeit beschränkt man im Hinblick auf die Malariakrankheiten gewöhnlich gerne ausschliesslich auf den Boden, was aber gewiss nur willkürlich und für viele Fälle irrig ist, denn es kann Infektionsstoffe geben, welche sich durchaus nicht im menschlichen Organismus, sondern nur in dessen Umgebung fortpflanzen und vermehren, ohne dass das gerade im Boden geschehen muss. Der Boden ist nur ein Theil der Umgebung des Menschen.

Ich halte es für wohlbegründet und nützlich, den alten Gegensatz zwischen Miasma und Contagium wieder aufzufrischen und in dieser Weise festzustellen, dass man mit Contagium die innerhalb, und mit Miasma die ausserhalb des Organismus der Kranken entstehenden specifischen Infektionsstoffe bezeichnen soll.

Nun ist möglich, dass irgend eine Bildung, irgend ein Prozess, dessen Produkt eine solche Krankheitsursache, ein Infektionsstoff ist, ebenso gut in uns, als ausser uns vor sich gehen kann; aber möglich ist zuletzt Alles, und da kann nur die wirkliche Verbreitungsart der Krankheit entscheiden, es muss nachgewiesen werden können, dass sie sich wirklich auf beide Arten verbreitet. Solche Krankheiten würde man mit Recht contagiös-miasmatische Krankheiten heissen.

Wenn aber eine Krankheit diese doppelte Verbreitungsweise einmal besitzt, dann hört alle die Willkür auf, welche man sich gegenwärtig stets erlaubt und derentwegen allein man die Annahme von contagiös-miasmatischen Krankheiten gemacht zu haben scheint, nämlich beliebig zu sagen, in diesem Falle hat sich die Cholera auf contagiosem und nicht auf miasmatischem, in diesem Falle auf miasmatischem und nicht auf contagiosem Wege verbreitet, oder die miasmatisch entstandene Krankheit ist nach einiger Zeit contagios geworden, hat auf der Höhe der Epidemie ein Contagium entwickelt u. s. w. Wenn eine Krankheit einmal eine contagiosmiasmatische ist, dann steht es nicht mehr in ihrem und auch nicht mehr in unserm Belieben, sich bald den einen, bald den andern Weg zu wählen, sondern die Krankheit muss dann beide Wege zugleich gehen, so weit sie ihr offen stehen, sie muss sich sowohl nach Art der contagiosen, wie nach Art der miasmatischen Krankheiten zugleich verbreiten. Als contagiose Krankheit darf sie an keine Jahreszeit, an keine Lokalität gebunden sein, sondern nur an das Vorhandensein disponirter Menschen, wie Blattern und Syphilis: an einem Orte, wo sich in der Umgebung des Menschen auch die Bedingungen zur Fortpflanzung des Infektionsstoffes auf miasmatischem Wege finden, muss sich eine solche Krankheit sowohl durch Miasma, als auch durch Contagium gleichzeitig fortpflanzen, mit andern Worten, eine Krankheit, die einmal eine contagios-miasmatische ist, kann nicht blos in jenen Fällen contagios sein, wo sie keine Gelegenheit findet, sich miasmatisch zu verbreiten, und nicht wieder aufhören contagios zu sein, sobald sie auch zu miasmatischer Verbreitung Gelegenheit bekommt, sondern sie muss dann beides immer zugleich bleiben. Da nun aber der Cholera nach der Beschaffenheit des menschlichen Verkehrs die Verbreitung auf contagiosem Wege immer offen steht, so könnte es keine immunen Orte und keine immunen Zeiten geben, welche thatsächlich doch so zahlreich sind.

Man könnte zwar versuchen, die örtliche und zeitliche Immunität, welche sich bei der Ausbreitung der Choleraepidemieen stets so deutlich in den Vordergrund gedrängt hat, aus dem Wechsel der individuellen Disposition der Bewohner eines Ortes zu erklären, wie man es bei den zeitweise auftretenden Blatternepidemieen macht, aber jeder derartige Versuch scheitert an den Thatsachen. Cholera, Typhoid und Gelbfieber zeigen in ihrer Verbreitung viele Analogieen. Wenn man z. B. eine Stadt wie Weimar betrachtet, so stellt sich der Unterschied im Verhalten contagioser und nicht contagioser Krankheiten recht deutlich heraus. Wir wissen durch die Untersuchungen von Pfeiffer,[1]) wie örtlich scharf sich dort jederzeit die Typhusepidemieen begränzen, und dass sich die Choleraepidemie von 1866 dort in derselben Gränze gehalten hat. Weimar hat doch auch schon Blatternepidemieen gehabt, — haben aber diese sich je in solchen örtlichen Gränzen dort gehalten?

Als München im Jahre 1854 ein Cholerainfektionsherd war, wurde die Krankheit von Besuchern zahlreich in Ortschaften stromaufwärts und stromabwärts verschleppt. Mit Ausnahme von 5 am Hachingerbache gelegenen Ortschaften zeigten sich stromaufwärts keine Epidemieen, während stromabwärts sich dieselben zahlreich entwickelten. Da kann man doch nicht annehmen, dass die Bewohner der Ortschaften stromaufwärts keine, oder weniger individuelle Disposition gehabt hätten, als die stromabwärts, denn die von beiden Richtungen nach München Kommenden holten sich da die Krankheit gleichmässig, mussten also individuelle Disposition besitzen, die stromaufwärts erkrankten und starben zu Hause in keiner andern Weise, als die stromabwärts, aber Epidemieen entwickelten sich nur in der Richtung stromabwärts.

Ganz analoge Erfahrungen macht man bei jeder Typhus-Epidemie in München mit den zahlreich nach auswärts ver-

---

1) Zeitschrift f. Biologie Bd. III. S. 145. Die Choleraverhältnisse Thüringens von Dr. L. Pfeiffer.

schleppten Fällen. Wenn Personen aus solchen Ortschaften zur kritischen Zeit nach München kommen, so zeigen sie in hohem Grade individuelle Disposition, ja man hält es sogar für einen durch vielfache Erfahrung gestützten Satz, dass Auswärtige viel häufiger erkranken, also eine grössere individuelle Disposition besitzen, als Einheimische. Wenn aber diese hoch disponirten Menschen die Krankheit von München nach Hause schleppen, so bleibt sie sporadisch, und die in München Angesteckten vermögen somit daheim in der Regel Niemanden anzustecken.[1]) Nur an gewissen Orten und zu gewissen Zeiten nehmen dann heftige Orts-Epidemieen von solchen eingeschleppten Fällen ihren Ausgangspunkt, wofür naturnothwendig örtliche und zeitliche Ursachen angenommen werden müssen.

Hirsch hat schon vor einigen Jahren aufmerksam gemacht, dass das Gelbfieber ähnlichen Gesetzen folgt, und sich erst jüngst sehr eingehend wieder darüber geäussert.[2])

Nach den neuesten Untersuchungen und Beobachtungen, welche in dem Gesundheits-Berichte von New-York von 1871[3]) enthalten sind, verhält sich das Gelbfieber genau wie Cholera und Typhoid, wie eine verschleppbare, aber nicht contagiose Krankheit. Die Berichte von Dr. Moreau Morris und Dr. Nott darüber verdienen die grösste Beachtung. Im August 1870 erschien das Gelbfieber auf Governor's Island, einer zwischen Brooklyn und New-York gelegenen befestigten Insel. Die Bevölkerung dieser Insel bestand aus Officieren, Soldaten, Beamten und deren Fami-

---

1) Ueber die Aetiologie des Typhus. Vorträge im ärztlichen Vereine zu München. Finsterlin'sche Buchhandlung 1872. Hauptsächlich die Vorträge von Buhl, H. Ranke und Friedrich.
2) Zeitschrift für öffentl. Gesundheitspflege Bd. IV. S. 353.
3) First annual Report of the Board of Health of the Health Departement of the City of New-York. April 11, 1870 to April 10, 1871.

lien, mit einigen Wäscherinnen etc. und betrug 774 an Zahl. Die Krankheit scheint durch ein aus dem Süden kommendes Fahrzeug eingeschleppt worden zu sein. Der erste Fall auf der Insel ereignete sich am 13. August, der letzte am 26. Oktober, während welcher Zeit 152 Fälle vorkamen, von denen 52 tödtlich endeten. Auf die letzte Woche des Septembers und die erste des Oktobers fällt die Akme der Epidemie.

In New-York kamen während dieser Zeit 11 Gelbfieberfälle vor, von denen 9 mit Tod endigten. Alle 11 Fälle müssen in ihrem Entstehen auf Governor's Eiland zurückgeführt werden. Die ersten 4 Fälle, welche vom 9.—15. September sich in New-York ereigneten, waren Personen, welche die Insel besuchten und dort dem Begräbniss eines Wm. Harrington beiwohnten, welcher am 1. September am gelben Fieber gestorben war und am 3. September begraben wurde. Der fünfte, sechste und siebente Fall waren nahe Verwandte eines Sergeanten Merten, der auf der Insel erkrankte, und den sie besuchten und pflegten, Fall 5 die Mutter, 6 der Schwager und 7 die Schwester. Der 8. Fall war die Frau eines Soldaten, welche auf der Insel wohnte, aber sich heimlich entfernt hatte, aus Furcht, in's Quarantänehospital gebracht zu werden. Sie kam nun in's Bellevue-Hospital, wo ihre Krankheit anfangs unerkannt blieb, bis sie starb, wo sie der behandelnde Arzt aber nach dem Tode feststellte. Fall 9 war ein ausgedienter Soldat, der schon unwohl die Insel verlassend im Hause seines Vaters erkrankte. Die Fälle 10 und 11 waren beurlaubte Soldaten von der Insel. Es wird hervorgehoben, dass von diesen 11 Kranken, welche das gelbe Fieber auf der Insel sich holten und in New-York erkrankten, und von denen neun starben, in keinem einzigen Falle eine weitere Mittheilung der Krankheit ausging, obschon sie in überfüllten schmutzigen Theilen der Stadt New-York wohnten.

Als ein weiterer schlagender Beweis für die Nichtcontagiosität des Gelbfiebers wird mitgetheilt, dass am 1. Okt. 83 Gelbfieberkranke von der Insel in das Quarantainespital dislocirt wurden, ohne dort die Krankheit einem einzigen Individuum mitzutheilen, während unter den auf der inficirten Insel zurückgebliebenen Personen darnach noch 29 Fälle von gelbem Fieber vorkamen.

Bei dieser Einfachheit und Klarheit der Thatsachen wird man sich nicht wundern, dass man auch in New-York den Satz aufgestellt hat: „Das gelbe Fieber wird nicht im menschlichen Organismus durch den Krankheitsprozess erzeugt oder von Person zu Person übertragen, sondern sein Keim oder das Gift wird ausserhalb des menschlichen Organismus erzeugt und nach Art des Malariagiftes (Miasma) aufgenommen. Aber ungleich dem letzteren ist sein Keim verschleppbar, und kann in Schiffen, Kisten, Gepäckwagen auf Eisenbahnen u. s. w. von einem Punkte zum andern getragen und so verbreitet werden."[1])

---

[1]) Es ist von Interesse, a. a. O. p. 351 zu lesen, wie Dr. Nott contagiose und nichtcontagiose Krankheiten eintheilt:
1) Desouses like syphilis, which are communicable by contact or inoculation alone.
2) Those like small-pox, which are intensely contagious, and communicable by inoculation, by fomites, and through the air.
3) Those like scarlet fever, which are inoculable with difficulty or not at all, and contagious in a less degree than small-pox, but communicable through the air, and portable by fomites, etc.

Like syphilis and small-pox, the poison is generated in the human system, and eliminated in the same form in which it entered.

4) Yellow fever, which is not generated in the human system, or transmitted from one person to another in any way; but whose germ or poison is generated outside of the human

Bei Cholera, bei Gelbfieber und bei Typhoid kommt also thatsächlich wirklich sehr viel auf Ort und Zeit an, man sieht viel deutlicher, viel regelmässiger von inficirenden Oertlichkeiten, als von inficirten Menschen eine Wirkung oder Weiterverbreitung der Krankheit ausgehen. Man könnte nun sagen: diese Wirkung von Ort und Zeit steht zunächst in keinem Zusammenhange mit der specifischen Krankheitsursache, welche contagiöser Natur ist und vom Kranken erzeugt wird, sondern mit der individuellen Disposition, welche ja ebenso nothwendig ist, um an Blattern, wie an Typhus oder Cholera zu erkranken. Hiernach wäre die individuelle Disposition abhängig von Ort und Zeit, das Wesentliche des örtlichen und zeitlichen Einflusses bliebe bestehen, nur die nächste Beziehung wäre eine andere. Damit ist aber für die Contagionisten nicht das geringste gewonnen, wenn sie auf diese Art den Unterschied zwischen contagiösen und verschleppbaren Krankheiten verwischen zu können glauben, denn sie werden durch diese Annahme nicht im geringsten der Mühe überhoben, die unbekannten Grössen, aus denen der wesentliche örtliche und zeitliche Einfluss sich zusammensetzt, aufzusuchen und näher zu definiren.

Man findet allerdings, dass auch contagiöse, impfbare Krankheiten, wie die Blattern, ihre wechselnde zeitliche Frequenz haben, aber es gehört auch bei diesen viel dazu, ohne weiteres zu glauben, dass ihre Frequenz wesentlich nur von der individuellen Disposition und unabhängig von

---

system, and is taken in after the manner of marsh malaria poison. But, unlike the latter, its **germ is portable**, and may be carried in vessels, trunks, baggage cars of railroads, etc. from one point to another, and thus propagated.

5) **Marsh malaria fevers**, which are strictly endemic—of local origin—not contagious and not portable.

allen andern örtlichen und zeitlichen Verhältnissen bedingt sei. Es scheint mir nicht unpassend, an dieser Stelle und bei dieser Gelegenheit etwas an einigen althergebrachten Meinungen und Vorstellungen zu rütteln, welche von Vielen für unumstösslich gehalten werden, um zu probiren, wie fest sie stehen.

Macpherson[1]) hat die Blatterntodesfälle zusammengestellt, welche in Calcutta während 29 Jahren in den einzelnen Monaten registrirt sind. Die Abhängigkeit von der Jahreszeit tritt bei den Blattern noch auffallender, als bei der Cholera hervor: dort sind in 29 Novembermonaten die wenigsten, im Ganzen 132 Menschen, an Blattern gestorben, in den Märzmonaten die meisten, im Ganzen 4934, während im selben Zeitraume an Cholera die wenigsten in den Augustmonaten 3440, die meisten in den Aprilmonaten 19382 starben. Bei den Blattern verhält sich das monatliche Minimum zum Maximum wie 1 zu 37, bei der Cholera wie 1 zu 5½.

Aber nicht nur die Unterschiede der Monatsmittel, sondern auch die Unterschiede der einzelnen Jahre sind bei den Blattern viel grösser, als bei der Cholera. Macpherson theilt die Jahressummen der Todesfälle an Cholera und Blattern in Calcutta von 1841 bis 1860 mit.

Jahr	Todesfälle an	
	Cholera	Blattern
1841	5177	56
1842	6545	32
1843	3789	335
1844	5811	2840
1845	6240	67
1846	6427	78

[1]) Cholera in its home p. 4 and 15.

Jahr	Todesfälle in	
	Cholera	Blattern
1847	3041	93
1848	2502	107
1849	3867	1724
1850	3348	4430
1851	4374	32
1852	4189	59
1853	5632	19
1854	3082	113
1855	3744	61
1856	4540	178
1857	3838	3177
1858	5195	123
1859	4676	54
1860	6553	64

Hienach beträgt für die Todesfälle an Cholera das jährliche Minimum 2502 im Jahre 1848, das Maximum 6553 im Jahre 1860; für Blattern das Minimum 19 im Jahre 1853, das Maximum 4430 im Jahre 1850, also für Cholera ein Verhältniss zwischen Minimum und Maximum annähernd von 1 zu $2\frac{1}{2}$, für Blattern hingegen von 1 zu 233. Der Unterschied in der jährlichen Frequenz ist somit bei den Blattern in Calcutta fast hundertmal grösser, als bei Cholera.

Ich bewundere Jeden, der Angesichts dieser Tabelle die wechselnde Frequenz der Blattern ohne weiteres Besinnen blos aus dem stets vorhandenen Contagium und dem üblich angenommenen Wechsel in der individuellen Disposition der Bevölkerung zu erklären den Muth hat. Mein Glaube ist nicht stark genug, das auszusprechen zu wagen, ich würde befürchten, eine grosse Unwahrscheinlichkeit zu behaupten. Dem felsenfesten Glauben der meisten Aerzte, dass in diesen beiden Momenten die ganze Erklärung zu suchen sei, liegen nur zwei Thatsachen zu Grunde: 1) dass die Blattern von einem Organismus auf einen andern durch Impfung übertragbar sind, 2) dass die Impfung nicht bei allen Geimpften gleich anschlägt und dass ein überstandener Blatternanfall für längere Zeit, oft für das ganze Leben, die individuelle Disposition dafür tilgt, oder Nicht-Disposition herstellt. Diese beiden Thatsachen (Contagium und individuelle Disposition) bleiben übrigens unverrückt stehen, auch wenn man annimmt, dass die Blattern möglicherweise nicht blos eine contagiose, sondern auch eine miasmatische Krankheit (Contagium und Miasma in dem Eingangs erläuterten Sinne genommen), also eine contagios-miasmatische Krankheit sind, d. h. dass dem specifischen Infektionsstoffe nicht blos der menschliche Organismus, sondern zeitweise auch seine Umgebung als Wirth dient. Daraus würde sich noch ungezwungener erklären, warum zeitweise die Blatternfälle so vereinzelt bleiben, zu andern Zeiten aber zu grossen Epidemieen anwachsen; ersteres würde eintreten, solange die Blattern nur auf contagiosem Wege sich fortpflanzen können, letzteres, sobald ihnen auch der miasmatische Weg sich öffnet. Die Anschauung der contagios-miasmatischen Krankheiten passt viel ungezwungener auf die Blattern, als auf Cholera und Gelbfieber, denn dass die Blattern impfbar sind, ist kein Grund zur Annahme, dass sich der Infektionsstoff nur im menschlichen Organismus, und zeitweise nicht auch ausserhalb desselben, in Substraten seiner Umgebung (d. i. miasmatisch) fortpflanzen und vermehren könnte.

Man könnte einwerfen, ich verweise da auf etwas ganz Unbekanntes in der Umgebung des Menschen, während die individuelle Disposition doch eine bekannte Thatsache sei, an die man sich vorläufig allein halten dürfte. Darauf liesse sich erwidern, dass der unbekannte nur zeitweise vorhandene miasmatische Blatternwirth in der Umgebung des Menschen nicht dunkler ist, als der dunkle Grund der auch nur zeitweise gegebenen individuellen Disposition uns vorläufig auch noch ist. Die Annahme einer individuellen Disposition bleibt unverändert stehen und ist immer noch nothwendig, es mögen sich die Blattern nur contagios, oder auch miasmatisch fortpflanzen.

Ich, wenn ich die Blatternfrequenz in Calcutta nach allen Richtungen hin überblicke, komme in grosse Verlegenheit, sie aus der blossen Thatsache der Contagiosität und Impfbarkeit allein, auch nur annähernd zu erklären. Dem menschlichen Verkehr, welcher die Contagion vermittelt, bleibt jedes Jahr so ziemlich der gleiche Spielraum offen, und doch diese gewaltigen Unterschiede! Nach unseren bisherigen Vorstellungen bleibt zur Erklärung nichts übrig, als ein Wechsel in der individuellen Disposition, die Durchseuchung. Hienach wäre das zeitweise Vorhandensein der individuellen Disposition, die doch auch wieder von örtlichen und zeitlichen Momenten abhängig gedacht werden müsste, ein viel mächtigerer Faktor, und spielte eine viel grössere Rolle, als das beständige Vorhandensein des Contagiums. Wenn es in Calcutta Jahre gibt, in welchen nur 20 Personen, und solche, in welchen 4000 an Blattern sterben, und man annimmt, dass nur die Gegenwart von nicht schon durchseuchten Individuen dem Blatterngifte zeitweise diese Kraft verleiht, so darf man sich nicht verhehlen, dass dieser Annahme ganz erhebliche Bedenken entgegen stehen. Für die Zeit, welcher die Blatternstatistik von Macpherson entnommen ist, muss die Einwohnerzahl von Calcutta wenigstens zu 400,000 durchschnittlich angenommen werden. Dazu kommt eine ab- und zugehende, sogenannte flottirende Bevölkerung, welche bei der Grösse des Platzes und des Verkehrs jährlich wohl mindestens 50,000 beträgt. Auf die sesshafte Bevölkerung darf man jährlich mindestens 2 Procent Zuwachs durch Geburten rechnen. Wenn man also nach einem Jahre mit 4000 Blatterntodten auch alle Einwohner als völlig durchseucht annimmt, so liefert der Zuwachs und die fluttirende Bevölkerung doch jedes Jahr eine so grosse Anzahl noch nicht Durchseuchter, dass es unerklärlich bleibt, wie es Jahre geben kann, in denen nur 20 bis 30 Personen an Blattern sterben, wenn die Gegenwart des Contagiums und der Verkehr disponirter Menschen die zwei alleinigen Haupterfordernisse der Blatternfrequenz sind.

Wenn ich darauf aufmerksam mache, dass sich aus unseren Begriffen von Contagium, Durchseuchung und Disposition keine Erklärung für die Blatternfrequenz construiren lässt, welche nur annähernd zu den Thatsachen passt, so will ich damit weder gesagt haben, dass die Blattern nicht contagios seien, noch dass die individuelle Disposition nicht eine grosse Rolle spiele, oder dass diese durch einen Blatternanfall und durch Vaccinationen nicht wesentlich abgeschwächt werde; ich gebe sogar zu, dass bei weiterer und näherer Erforschung des Wesens der individuellen Disposition für Blattern sich möglicherweise herausstellt, dass die wechselnde Frequenz durch sie allein zu erklären ist; — ich behaupte nur, dass man das beim gegenwärtigen Stand unseres Wissens noch nicht kann, und dass man jetzt auch noch nicht verneinen kann, dass die Blattern eine auch contagios-miasmatische Krankheit sein könnten.

Hingegen bin ich der bestimmten Ansicht, dass Cholera, Gelbfieber, Typhoid u. s. w. weder contagiose noch contagiosmiasmatische Krankheiten sind, sondern transportfähige, verschleppbare miasmatische Krankheiten. Wenn wir das Merkmal festhalten, welches allein die Blattern mit Sicherheit zu einer contagiosen Krankheit stempelt, die Impfbarkeit, so müssen wir von vornherein sofort zugestehen, dass dieses Merkmal der Cholera mangelt. Die Cholera entwickelt sich zwar mit Hilfe des menschlichen Verkehrs, aber nur die sorgloseste und oberflächlichste Beobachtung und Betrachtung kann diese Verschleppbarkeit für gleichbedeutend mit Contagiosität halten. Wenn man die Verbreitungsweise der Cholera weiter verfolgt und näher betrachtet, so verleugnet gerade sie in der grossen Mehrzahl der Thatsachen auf das Entschiedenste den Charakter der contagiosen Krankheiten. Es giebt cholerainficirte Orte und choleraimmune Orte und diese Thatsache ist weder aus dem persönlichen Verkehr, noch aus der individuellen Disposition der Menschen zu erklären. So oft z. B. die Cholera schon nach Lyon geschleppt worden ist, noch nie hat sie dort eine grössere epidemische Verbreitung gewinnen können. Die Thatsache von örtlicher Immunität ist von viel grösserer fundamentaler Bedeutung, als die der zeitlichen Immunität. Zeitweise Immunität kann, wie es bei Blattern üblich ist und geschieht, immer noch zur Noth von der individuellen Disposition, von den Folgen einer vorausgegangenen Durchseuchung abgeleitet werden; aber nicht so die reine örtliche. Wann sind die Einwohner von Lyon oder anderer immuner Orte je von Cholera so durchseucht gewesen, dass ihre Disposition dafür hätte als verloren oder erschöpft angesehen werden können? Nie! Aber wenn die Einwohner von Lyon zur Zeit einer Choleraepidemie nach Marseille oder Paris kommen, dann zeigen sie sich nicht minder empfänglich für Cholera als die Pariser und Marseiller.

Aus den Untersuchungen von mir über die Verbreitung der Cholera in Bayern, von Pfeiffer in Thüringen, von Günther in Sachsen etc. geht mit aller Bestimmtheit hervor, dass die epidemisch ergriffenen Orte eines Landes sich nicht nach den Verkehrslinien aneinander reihen und gruppiren, sondern lediglich nach Drainagegebieten und Bodenbeschaffenheit.[1]) Die Erfahrung hat ferner von jeher gezeigt, dass die Behandlung und Pflege Cholerakranker nicht die Gefahr für Aerzte und Wärter hat, wie bei ansteckenden Krankheiten gewöhnlich. Es giebt Choleraspitäler, in denen hie und da auch Wärter zahlreich erkranken, aber es wäre ein Trugschluss, zu glauben, weil sie von den Cholerakranken angesteckt werden, sondern sie erkranken, weil sie in einem Hause leben, welches zu einem Infectionsheerde geworden ist. Diesen Choleraspitälern steht eine viel grössere Zahl anderer gegenüber, in welchen die Wärter trotz der Pflege von zahlreichen Cholerakranken nicht inficirt werden. Das schlagendste Beispiel ist wohl das allgemeine Krankenhaus zu Calcutta, welches trotz beständiger Gegenwart von Cholerakranken noch nie zu einem Infectionsheerde für Wärter und andere Patienten geworden ist. — Ebenso ist es mit dem Vorkommen der Cholera auf Schiffen.[2]) Die genaueste und unbefangenste Prüfung derselben ergiebt, dass die Cholera auf Schiffen eigentlich keine Heimath findet, so oft sie auch dahin gebracht wird, und so sehr auf überfüllten Schiffen alle Umstände für eine Ausbreitung auf dem Wege der Ansteckung von Person zu Person, durch Excremente u. s. w. günstig wäre. Die Erfahrung lehrt im Gegentheil, dass in den ostindischen Gewässern die schmutzigsten und überfülltesten Kulischiffe nicht mehr von Cholera zu leiden haben, als die vortrefflich einge-

---

[1] Hauptbericht über die Cholera 1854 in Bayern S. 307—332. Die Choleraverhältnisse Thüringens von Pfeiffer. — Zeitschrift für Biologie. Bd. III. S. 145. — Die indische Cholera in Sachsen 1866 von Günther. Leipzig bei Brockhaus 1869.
[2] Ueber Cholera auf Schiffen. Vierteljahresschrift für öffentl. Ges.-Pflege. Bd. IV. S. 1. — Zeitschrift für Biologie. Bd. VIII. S. 1.

richteten, sauberen und geräumigen Schiffe der englischen Marine. Aber ausnahmsweise, hie und da erfolgt ein heftiger Choleraausbruch, eine wirkliche Epidemie sowohl auf Kulischiffen, wie auf englischen Truppenschiffen. Durch diese Ausnahmsfälle nun lassen sich Manche zu der unlogischen Schwäche hinreissen, zu glauben, in diesen Fällen dürfe der Bequemlichkeit der Erklärung halber ein Moment herbeigezogen werden, was gar nicht erst in diesen Fällen auftritt, oder neu hinzukommt, sondern was bereits auch schon in der grossen Mehrzahl aller entgegenstehenden Fälle ebenso vorhanden ist, aber ohne dass es da für gewöhnlich die geringste Wirkung auszuüben im Stande ist. Jedem, der sich näher und eingehender mit dem Vorkommen der Cholera auf Schiffen beschäftigt, drängt sich eine Frage auf, auf welche der Contagionist nicht die geringste Antwort zu geben vermag, nämlich warum für gewöhnlich cholerakranke Kuli und Matrosen auch auf den überfülltesten Schiffen Andere nicht anstecken? Wenn nach der Meinung Sander's der Kohlenarbeiter auf dem Franklin in Halifax nicht nur selbst von einem Stoffe angesteckt wurde, welcher auf dem Schiffe von Cholerakranken erzeugt war, sondern wenn er diesen Stoff auch in sich selbst wieder vervielfältigte, so dass er 22 Meilen von Halifax entfernt, in Chezet Cook damit seine Pflegerin und ausser dieser auch noch zwei seiner Schwestern anstecken konnte, so muss man doch fragen, woher gerade dieser Kohlenarbeiter sein ausnahmsweises persönliches Privilegium zur Selbstbereitung von Cholerainfectionsstoff hatte, welches doch erfahrungsgemäss sowohl auf dem Lande wie auf Schiffen gewöhnlichen Sterblichen versagt ist. Sander führt blos an, dass es ihm natürlicher, er hätte richtiger gesagt, bequemer scheine, diesen Fall durch die Annahme zu erklären, „dass der Cholerakeim sich im menschlichen Körper vervielfältiget und an die Excremente (im frischen oder nur im zersetzten Zustande muss dahingestellt bleiben) gebunden ist."

Wenn Sander fortfahren wird, sich mit den Thatsachen der Choleraverbreitung noch länger ernstlich zu beschäftigen, so bin ich überzeugt, dass es ihm ergehen wird, wie es mir ergangen ist; auch er wird zuletzt die Annahme der Contagiosität der Cholera nicht blos in der Mehrzahl der Fälle, sondern überhaupt als unbegründet erkennen und sie dann auch nicht mehr für einzelne Fälle behaupten wollen, wo es ihm gerade zur Erklärung passen würde.

Ich habe im Laufe der Zeit, d. h. im Laufe der Erfahrungen und Beobachtungen, meine Ansichten mehrfach ändern müssen, um wieder Fortschritte machen zu können. Ich stand anfangs gleich so vielen Anderen mit Vorliebe auf contagionistischer Seite, wurde aber allmälig durch den Druck der Thatsachen immer weiter davon entfernt, es wurde mir immer klarer, dass gerade die gewöhnliche contagionistische Anschauung das grösste Hinderniss in der Erkenntniss der Natur der Cholera ist, dass diese Theorie unsere Blicke nicht auf die rechten Punkte fallen lässt, sondern sie nach Richtungen ablenkt, in welchen das nicht liegt, was wir suchen; es wurde mir immer klarer, dass die Cholera wohl eine durch den Verkehr verschleppbare, aber deshalb durchaus noch nicht eine contagiose Krankheit sei, dass die Ursache der Vermehrung des Cholerainfectionsstoffes in der Umgebung des Menschen zu suchen sei, und nicht im Menschen selbst.

Warum ich aus der ganzen Umgebung des Menschen gerade dem Boden eine wesentliche Rolle beimesse, hat folgende Gründe. Die Thatsachen wiesen mich unausgesetzt darauf hin, dass nicht jede beliebige Umgebung des Menschen den Cholerakeim zu entwickeln und zu vervielfältigen vermag, wenn er wohin gebracht wird. Unter allen Momenten sprach sich zuerst und am deutlichsten der Unterschied zwischen Orten aus, welchen der Verkehr mit Choleraorten heftige Epidemieen bringt, und zwischen solchen, welchen gleichzeitig der nämliche Verkehr keine bringt. Das zwang zunächst zur Annahme örtlicher Hilfsursachen, und zwar nicht blos zufälliger, sondern wesentlicher. Dazu gesellte sich später auch noch die Nothwendigkeit der Annahme zeitlicher Momente, zeitlicher Hilfsursachen.

Da ich sah, dass die für Cholera empfänglichen Orte, die ich mit *a* bezeichnen will, sich nicht durch eine andere Bauart, oder anderes Baumaterial, nicht durch andere häusliche Einrichtungen oder eine andere Art der Benützung derselben von den für Cholera unempfänglichen Orten, welche *b* heissen sollen, unterschieden, dass sie auch keine andere Klasse von Menschen mit anderen Gewohnheiten oder anderer *individueller* Disposition beherbergten, indem sich oft zeigte, dass die Einwohner von *b* ebenso an Cholera erkrankten, wie die von *a*, sobald sie sich von *b* nach *a* begaben, während da die Krankheit herrschte, aber ohne sie dann in *b* verbreiten zu können, wenn sie auch krank nach *b* zurückkehrten und da starben, so blieb für mich kein anderer Schluss zulässig, als der, an dem ich auch gegenwärtig noch festhalten muss, dass nämlich bei der Epidemie in *a* etwas Wesentliches mitwirken muss, was im Boden liegt oder wenigstens vom Boden stammt.

Dafür giebt es grosse Reihen der unzweideutigsten Thatsachen, aber vielleicht kein einziger einzelner Fall lässt das deutlicher hervortreten, als einer, welchen ich[1] schon vor vielen Jahren mitgetheilt habe. Im Krimmkriege bei der Be-

---

[1] Cholera und Bodenbeschaffenheit in Krain. Aerztliches Intelligenzblatt. München 1861. Nr. 7—9.

lagerung von Sebastopol zeichnete sich im englischen Lager eine Reihe von Hütten, welche nacheinander von Theilen des 79. Hochländerregimentes, dann des 31. Regimentes und zuletzt eines Artillerieregimentes bezogen wurden, stets durch eine unverhältnissmässig grosse Anzahl von Cholerafällen aus. In dem Berichte darüber heisst es: „Da man auf diese Weise fand, dass die Cholera keine Neigung zeige, diese Hütten zu verlassen, so wurden sie abgebrochen und in einer höheren Lage wieder aufgeschlagen. Sie wurden in dieser neuen Lage von der Mannschaft wieder bezogen, es ereignete sich noch ein Cholerafall, worauf die Krankheit ganz aufhörte." Viele geben auch gerne zu, dass eine Mitwirkung des Bodens unter Umständen für die Verbreitung von Cholera von hoher Wichtigkeit sein könne, aber sie vermögen nicht anzuerkennen, dass die Rolle des Bodens eine wesentliche, durch nichts Anderes zu ersetzende sei, d. h. mit andern Worten, sie können sich noch nicht von der contagionistischen Anschauung los machen.

Dass die Rolle des Bodens immer nothwendig und durch nichts zu ersetzen sei, fasse ich ganz in dem Sinne auf, wie man etwa zu sagen pflegt, dass der Boden für unseren Ackerbau und unsere Getreidepflanzen wesentlich und unentbehrlich sei. Dieser Satz bleibt richtig, trotzdem dass die neuere Agrikulturchemie bewiesen hat, dass man Mais und anderes Getreide ohne jede Spur Ackererde, ganz im Wasser keimen, wachsen und reifen lassen kann, wenn man dem Wasser alle Nahrungsstoffe, welche sonst der Ackerboden den Wurzelfasern abliefert, regelmässig beimischt, und die saure Reaktion, welche die Wurzeln dem Wasser ertheilen, täglich neutralisirt. Nur der Gedankenlose kann da meinen, es sei dadurch bewiesen, dass auch das Wasser die Rolle der Ackererde übernehmen könne und diese keine wesentliche sei; der Denkende sieht sofort ein, dass das Wasser für sich diese Rolle nie übernehmen kann, wenn nicht alle wesentlichen Bedingungen des Wachsthums, welche sonst gewöhnlich in der Ackererde liegen, jede einzeln und sämmtlich zuvor in's Wasser hineingethan werden.

Man nehme statt Mais- oder Roggen-Körnern Cholerakeime x, anstatt fruchtbarer Ackererde örtliche und zeitliche Disposition y, anstatt Wasser, in welchem Getreide wächst und Frucht bringt, ein Schiff, auf dem die Cholera epidemisch wird, und man versteht mich vielleicht besser als bisher. So wenig eine Roggenpflanze an und für sich im Wasser wächst und reift, wie im Boden, so wenig vervielfältigt sich der Cholerakeim auf einem Schiffe, und wenn es geschieht, so ist nur der eine Schluss gerechtfertigt und vernünftig, dass dann auch die Bedingungen, welche für gewöhnlich vom Boden ausgehen, in allen wesentlichen Einzelheiten — wenn vielleicht auch unter ganz anderen Formen — vom Lande auf's Schiff gelangt sein oder gebracht worden sein müssen. Wenn Choleraexcremente und disponirte Menschen zum Entstehen von Choleraepidemien auf dem Lande nicht ausreichen, dann können sie auch auf dem Meere und auf Schiffen nicht ausreichen.

Das ist meine einstweilige Grundanschauung vom Wesen des Choleraprozesses und vom Einfluss des Bodens dabei, der ich schon lange huldige und über die ich noch nie hinauszukommen vermochte. Lediglich durch Thatsachen, über die ich vielleicht etwas mehr als Andere nachgedacht habe, wurde ich schon früh zu dieser Anschauung gezwungen, welche ich auch bei der Cholera-Conferenz in Weimar im April 1867 schon mit aller Bestimmtheit ausgesprochen habe, wenn auch in einer damals für die Meisten, wie es scheint, noch unverständlichen Weise. Ich sagte gegen den Schluss der Verhandlungen:[1] „Ich habe die volle Ueberzeugung, dass das, was im Allgemeinen nothwendig und richtig ist, auch in jedem einzelnen Falle so sein muss, es hängt nur oft auf Umwegen zusammen. Wir wissen, dass die Cholera durch den Verkehr verbreitet werden kann, wir wissen, dass auch noch andere Umstände dazu nothwendig sind, damit eine Epidemie entsteht und mehrere Menschen an einem Orte erkranken. Wenn nur in einem einzigen Falle die Mitwirkung des Bodens etwas Gleichgiltiges ist, so muss man es auch für alle übrigen Fälle zugeben. Ich denke mir nun, dass diese Fälle, die so aussehen, als wäre der Boden entbehrlich, nicht gehörig analysirt sind . . . . Wenn wir in einem einzigen Falle den Einfluss des Bodens preisgeben, so brauchen wir ihn für alle übrigen Fälle auch nicht mehr."

Meiner Grundanschauung von Cholera und Bodeneinfluss entspricht von allen contagionistischen Theorien nur die Trinkwasserhypothese, welche in vielen Beispielen so weit passt, als man überhaupt pars pro toto, einen Theil der Oertlichkeit für's Ganze nehmen kann. Ich wandte mich derselben daher gleich anfangs mit Vorliebe zu, sie liess mich aber bei näherem und längerem Studium wegen ihrer falschen contagionistischen Grundlage bald gänzlich im Stiche. Ich fand zahlreiche und heftige Ortsepidemieen, bei welchen das Trinkwasser unmöglich als betheiligt angenommen werden konnte, welche anders erklärt werden mussten, aus noch unbekannten örtlichen Einflüssen. Wenn ich mich nun in diesen Fällen zu einer anderen Erklärung als durch Trinkwasser gezwungen sah, so verlor ich damit auch alle Berechtigung, in jenen Fällen, wo der Einfluss des Trinkwassers nicht geradezu ausgeschlossen erschien und einer

---

[1] Verhandlungen der Choleraconferenz in Weimar S. 88.

Herbeiziehung zur Erklärung nichts im Wege gestanden
hätte, mehr Gewicht darauf zu legen, als in den Fällen,
welche unter sonst gleichen Umständen ohne jeden Einfluss
des Trinkwassers stattgefunden hatten und ohne Trinkwasser-
Einfluss erklärt werden mussten. Immer sah ich mich zuletzt nur auf den Boden als Sitz des örtlichen Momentes
verwiesen.

Und so vermag mich auch gegenwärtig das Vorkommen
der Cholera auf Schiffen nicht im geringsten in meiner
Ueberzeugung von der Nothwendigkeit des Bodens für
Choleraepidemieen zu erschüttern, im Gegentheil, mich be-
stärkt gerade das Verhalten der Cholera auf Schiffen, mit
dem ich mich mehr vertraut gemacht habe, als alle meine
contagionistischen Gegner, in meiner Ansicht. Gerade wer
die Cholera auf Schiffen genauer studirt, findet, dass sie
·keine contagiose Krankheit sein kann, weil ihre Verbreitung
nirgend eine grössere Seltenheit ist, als auf Schiffen, obschon gerade. da die Verhältnisse zur Verbreitung auf con-
tagionistischem Wege günstiger sind, als irgendwo. Ich bin
allerdings vorläufig noch nicht im Stande, anzugeben, wie
die in jenen seltenen Fällen und so ausnahmsweise vor-
kommenden Schiffsepidemieen entstehen, oder die Gegen-
stände zu bezeichnen, mit denen der Cholerainfektionsstoff
vom Lande auf's Schiff gebracht wird, wie er sich dort erhält und vertheilt wird, und so kann ich auch nicht sagen,
wie der Kohlenarbeiter in Halifax auf dem Franklin inficirt
wurde, und wie er auch noch Infektionsstoff 22 Meilen
weiter tragen konnte; diese Dinge müssen eben erst noch
erforscht und aufgedeckt werden: aber die Pflicht und die
Mühe des Suchens vermag uns keine beliebige Annahme, und
wenn sie zur Erklärung von Ausnahmsfällen noch so bequem
wäre, zu ersparen, selbst die Annahme nicht, dass die Cholera in jenen Fällen, wo ihr Beobachter keinen Boden unter

seinen Füssen fühlt, zur contagionistischen Krankheit werde. Wenn sie das wäre, so müsste ihre Verbreitung auf den Schiffen die Regel und nicht eine so seltene Ausnahme sein. Die Contagiosität der Cholera blos deshalb anzunehmen oder beizubehalten, weil sie in gewissen noch dunklen Fällen zur Erklärung bequem wäre, halte ich nicht blos für ganz ungerechtfertigt, sondern sogar für sehr schädlich. So lange man sich dieses erlaubt, bleibt die Forschung in dem alten unfruchtbaren Stillstande. Wie es Sander ergangen ist, wird es Allen gehen, man wird sich über einzelne Fälle nicht lange den Kopf schwer machen, verwickelte Fäden durch mühsame und zeitraubende Untersuchungen verfolgen und zu entwirren suchen, sondern man wird immer einfach die Excremente der Menschen als Verbreiter der Krankheit im Rückhalte haben. Und nichts ist ja den Meisten lieber und bequemer und scheint ihnen daher auch praktischer zu sein, als ein Mittel, zu dem man zuletzt jederzeit greifen kann, was nie im Stiche lässt. Ein solches promptes Mittel der Erklärung ist die Annahme, dass der Cholerainfektionsstoff hie und da sich auch unabhängig von örtlicher und zeitlicher Disposition im menschlichen Körper vervielfältigt und an die Excremente gebunden ist. Damit reicht man in allen Nothfällen aus, man wird nie die Antwort schuldig bleiben; denn wohin käme die Cholera ohne Menschen und wo gäbe es Menschen ohne Excremente?

Auch scheint mir Sander im grossen Ganzen und für gewöhnlich von der Contagiosität der Cholera nicht sehr überzeugt zu sein, wenn er die Immunität von Lyon und von vielen andern Orten unbedenklich zugibt. Mir scheint, auch er hält die Cholera im Grunde doch nur sehr ausnahmsweise für contagios und will sich diese ausnahmsweise Contagiosität nur für Erklärungsnothfälle, namentlich für die Cholera auf Schiffen, reserviren. Das Vorkommen der

Cholera auf Schiffen scheint auch der wesentlichste Umstand zu sein, der ihn über den wesentlichen Einfluss des Bodens stutzig macht; denn wo findet sich auf einem Schiffe Boden und Grundwasser? während Menschen und ihre Excremente nie fehlen. Hier komme ich wieder auf den Punkt zu sprechen, in welchem ich mich von den Voll- und Halbblut-Contagionisten schon seit länger wesentlich unterscheide.

Ich glaube, am deutlichsten zu werden, wenn ich nochmal unter ganz besonderem Hinblick auf das Vorkommen der Cholera auf Schiffen meinen Standpunkt, gegenüber dem contagionistischen, entwickle.

Ich betrachte es vor Allem als einen Grundsatz, der keines Beweises bedarf, dass die Cholera auf den Schiffen wesentlich dieselben Ursachen hat, wie auf dem Lande. Die specifische Ursache der Cholera wird durch den menschlichen Verkehr von Indien oder anderen endemischen Sitzen aus zeitweise nach Europa verbreitet, wie? ist noch nicht gefunden. Bei Verbreitung der Cholera auf dem Lande macht sich neben der individuellen Disposition auch noch eine örtliche und zeitliche Disposition geltend, denn es gibt Orte, welche sich bei jeder Einschleppung von Cholera, deren noch unbekannten Keim ich der Kürze wegen x nenne, bis jetzt unempfänglich erwiesen haben; aber auch die für Cholera empfänglichen Orte haben stets gezeigt, dass sie nur zu gewissen Zeiten empfänglich sind.

Was sich auf dem Lande als örtliche und zeitliche Disposition kundgibt, und was ich der Kürze halber y nenne, ruht im Boden, oder geht vom Boden aus, oder hängt in irgend einer Weise jedenfalls mit dem Boden zusammen oder vom Boden ab. Die Art und den Ort der Wechselwirkung zwischen x und y kennt man vorläufig noch eben so wenig, wie die beiden Faktoren selbst, man weiss nicht, wie weit sie sich im Boden, oder über dem Boden, ob im

Hause oder im Menschen selbst begegnen, aber ohne y verursacht x keine Epidemieen. Es ist selbstverständlich, dass alle Momente, welche an infektionsfähigen und immunen Orten wesentlich die gleichen und nämlichen sind, die Rolle von y nicht übernehmen können. Auf die Schiffe wird die Cholera immer vom Lande aus gebracht. Man kann die Schiffe auf der See gleich Orten auf dem Lande betrachten. Eine nähere Untersuchung der Cholera auf Schiffen ergibt nun, dass in der überwiegend grossen Mehrzahl der Fälle die Schiffe auf der See, wenn Cholerafälle, die von Infektion auf dem Lande stammen, darauf vorkommen, sich wie die choleraimmunen Orte auf dem Lande verhalten, also wie Orte, welche kein y besitzen oder erzeugen. Dass nach Abfahrt eines Schiffes aus einem inficirten Hafen oder nach Verkehr eines Schiffes mit einem solchen einige Cholerafälle auf dem Schiffe vorkommen, wird häufig beobachtet, aber in der Regel beschränken sich die Fälle auf Personen, welche aller Wahrscheinlichkeit nach nicht auf dem Schiffe, sondern auf dem Lande inficirt worden sind, welche schon inficirt das Schiff bestiegen haben und da erkranken. Die Krankheit verbreitet sich in diesen Fällen aber nicht in der übrigen Schiffsmannschaft, sondern begränzt sich oft in der allerauffallendsten Weise auf diejenigen, welche zuvor mit bestimmten Lokalitäten auf dem Lande in Berührung waren; sie geht z. B. häufig nicht von den Matrosen auf die Marinesoldaten oder Truppen, oder Passagiere ein- und desselben Schiffes, oder umgekehrt, über, ja selbst nicht von einer Abtheilung Soldaten auf eine andere, wenn die Abtheilungen unmittelbar vom Lande von verschiedenen Oertlichkeiten her auf's Schiff gekommen sind. So etwas widerstreitet der Contagiosität einer Krankheit, denn für die Verbreitung derselben auf contagiosem Wege ist gerade wegen der beständigen, unmittelbaren Nähe des Contagiums und wegen der innigen Berührung und des innigen Verkehrs zwischen den ergriffenen und frei bleibenden Abtheilungen der Schiffsbevölkerung das Schiff günstiger, als jeder Ort auf dem Lande.

Ausnahmsweise kommen aber auf Schiffen doch auch wirkliche epidemische Ausbrüche von Cholera von grosser Heftigkeit und langer Dauer vor und es frägt sich, wenn man consequent bleiben und nicht den allerersten ätiologischen Satz von der Identität der Choleraursache auf dem Lande und auf den Schiffen wieder preisgeben will, wie in diesen seltenen Ausnahmsfällen der aus x und y entstehende Infektionsstoff vom Lande auf's Schiff kommt, an welchen Dingen er haftet, wie er sich da erhält und mittheilt. Solche seltene Fälle von Schiffsepidemieen liessen sich allerdings am leichtesten als Folgen der persönlichen Ansteckung auf dem Schiffe erklären, wenn der Cholera die Eigenschaft der Contagiosität überhaupt zukäme und sich auch sonst auf den Schiffen geltend machte. Da sich aber gerade das gewöhnliche und durchschnittliche Verhalten der Cholera auf den Schiffen durchaus nicht mit der Annahme der Contagiosität verträgt, so mangelt jeder vernünftige Grund, diese Eigenschaft zur Erklärung der Ausnahmsfälle herbeizuziehen. Ehe man die Verbreitung der Cholera auf Schiffen genauer kannte, und so lange man nur von den epidemischen Ausbrüchen darauf hörte, konnte man noch an die Verbreitung auf contagiosem Wege glauben, aber Angesichts der jetzt bekannten Thatsachen kann man die Cholera weder auf dem Lande, noch auf der See mehr für contagios halten.

Ich verstehe gar nicht, wie Sander Seite 32 seiner Schrift zu der Behauptung kommt, dass ich für die Verbreitung der Cholera auf Schiffen eine besondere Verbreitungsweise geltend zu machen suchte während das gerade

Gegentheil der Fall ist. Niemand hält fester an der Einheit des Prozesses als ich, und meine Gegner sind es, die glauben, ihn bald so, bald so erklären zu dürfen, wie es eben besser passt und leichter geht, ohne gegen herkömmliche und eingefleischte Annahmen und Vorurtheile zu verstossen. Mit unserem winzigen Wissen schon Alles erklären zu wollen, darauf müssen wir vorerst verzichten; wir kennen vorläufig keinen einzigen Faktor des Choleraprozesses isolirt für sich, wir kennen weder x noch y, noch individuelle Disposition, wir schliessen blos auf sie, als auf unbekannte Grössen, aus ihren Wirkungen. Wir wissen, dass x an den menschlichen Verkehr sich heftet, dass y vom Boden stammt und die individuelle Disposition im Menschen liegt. Wir wissen auch, dass es nur sehr selten und ausnahmsweise vorkommt, dass einem Schiffe der Verkehr mit einem cholerainficirten Orte eine Epidemie verursacht, dass in der Regel die Schiffe zu den cholerasichersten Orten gehören. Alles Weitere ist erst noch durch genaue und umfassende Untersuchungen zu ermitteln, und gerade die Schiffe halte ich für die dankbarsten Objekte, um gewisse Erkenntnisse über die Verbreitungsart der Cholera zu erwerben, die von fundamentaler, praktischer Bedeutung sein werden. Wissen wir einmal, wie in seltenen Fällen der Cholerainfektionsstoff auf Schiffe kommt, dann lässt sich dieses Wissen auch auf dem Lande unmittelbar verwerthen. Denn so, wie die Cholera auf einzelne Schiffe gebracht wird, wird sie gewiss auch in manches Haus und in manche Anstalt auf dem Lande gebracht. Auch auf dem Lande hat es von jeher Fälle gegeben, wo das epidemische Auftreten der Cholera ebenso ausnahmsweise erfolgte und nicht weniger von Boden und Grundwasser unabhängig zu erfolgen schien, wie auf Schiffen. Durch ein genaueres Studium der Cholera auf Schiffen werden auch viele dunkle Fälle auf dem Lande ihre Aufklärung finden. Man wird dann nicht blos verhindern, dass die Cholera auf ein Schiff gebracht wird, sondern auch auf dem Lande die entsprechende Nutzanwendung machen.

Ich begreife nicht, woher man den Muth nehmen kann, das Resultat einer genaueren Zergliederung alles dessen, wodurch sich jene Schiffe, welche ausnahmsweise Choleraiufektionsstoff an Bord führen, von jener grossen Mehrzahl unterscheiden, welche dieses unter anscheinend gleichen Umständen nicht thut, von vorneherein als hoffnungslos hinzustellen. Welche Versuche sind denn schon gemacht worden, aus welchen die Unmöglichkeit oder auch nur die Schwierigkeit eines entscheidenden Resultates hervorgeht? Ich wage es nicht, so hoffnungslos zu sein, sondern ich fühle mich in meinem Gewissen verpflichtet, neuerdings mit allem Nachdruck es auszusprechen, dass gerade eine genaue Beobachtung der Cholera auf Schiffen zu den Aufgaben gehört, welche die Forschung zunächst in Angriff zu nehmen hat, und welche allerdings viel genauer und schärfer behandelt werden muss, als solche Dinge bisher besorgt worden sind, welche aber auch naheliegende, und für die Praxis wichtigste Resultate in Aussicht stellt. Dieser Ueberzeugung bleibe ich, wenn man auch wiederholt versichert, in der von mir vorgeschlagenen Richtung sei weder etwas Absonderliches zu suchen, noch zu finden. Dass ein Schiff hie und da eine Epidemie erleidet, ist einmal etwas Ausnahmsweises und Besonderes, und muss auch besondere Gründe haben, die sich nie von selber anmelden werden, sondern die aufgesucht werden müssen, und wofür man nicht schon bekannte Dinge nehmen darf, die auch auf allen übrigen Schiffen regelmässig und ohne Ausnahme vorkommen.

Um nochmals auf den Irrthum aufmerksam zu machen, in dem noch so Viele befangen sind, frage ich — vielleicht zum letzten Male:" Wenn die Cholera auf einem Schiffe ausnahmsweise eine contagiose Krankheit ist, wenn z. B. die Cholerakranken auf dem Franklin selber Infektionsstoff erzeugten, was hindert die Cholera, auf allen Schiffen immer oder doch in der Regel contagios zu sein?

Sehr kurz kann ich mich über den zweiten Einwurf fassen, der mir gemacht wird, dass nach meiner Ansicht der Cholerakeim sich nur im Boden vermehren könnte. Gegen diese Ansicht habe ich mich schon so oft verwahrt, dass mir ganz und gar unbegreiflich ist, wie man immer wieder damit daherkommen mag. Von Sander ist es mir um so unbegreiflicher, als er selber mehrfach meine Erwiderung gegen Virchow citirt, in der ich mich gerade darüber, wie ich meine, deutlich ausgesprochen habe,[1]) wo ich sagte: „Zwar bei der Unbestimmtheit meines Wissens und deshalb auch meiner zufälligen Aeusserungen über die noch völlig dunkle Art des Zusammenhanges zwischen Boden, Grundwasser und Cholerakeim kann ich mir viel gefallen lassen, weil da ja allerlei möglich ist; aber Virchow scheint mir sich doch eine etwas sehr unwahrscheinliche Vorstellung zu machen, der ich nie beipflichten möchte ... Man kann sagen, dass ich darüber besser ganz geschwiegen hätte; aber nie habe ich gesagt, dass der Cholerakeim ins Grundwasser gelangen müsse, es war stets nur meine Ansicht, dass organische Prozesse im Boden auf irgend eine Art die örtliche und zeitliche Disposition veranlassen und bedingen, dass, so bestimmt die Thatsachen der Verbreitung der Cholera mich einen wesentlichen Einfluss des Bodens und seiner Grundwasserverhältnisse anzunehmen zwingen, sie uns noch gar nichts darüber sagen, wo x und y zusammentreffen, ob in oder ausserhalb des Organismus,

---

1) Zeitschrift für Biologie Bd. V. S. 191.

ob im Haus, oder im Boden, viel weniger in welcher Schichte, und so ist es unmöglich, dass ich je die Vorstellung gehabt habe, die Virchow an die Spitze seiner Kritik stellt." Ich brauche nur den Namen Sander an die Stelle von Virchow zu setzen, dann ist auch der Einwurf des ersteren widerlegt.

Ich habe übrigens auch in neuester Zeit in meiner Verbreitungsart der Cholera in Indien, Seite 113, erst wieder mit der nämlichen Unzweideutigkeit das Gleiche gesagt: „Ich möchte namentlich warnen, sich über die Beziehung des Cholerakeimes zum Boden schon jetzt zu bestimmte Vorstellungen zu machen, z. B. dass der importirte Cholerakeim ein Pilz sein müsse, erst von der Oberfläche mehrere Fuss tief in den Boden, vielleicht gar bis ins Grundwasser hinabzusteigen, sich dort zu vermehren habe, dann vertausendfacht wieder aus dem Boden heraussteigen soll, um die Menschen anzufallen und zu erwürgen. ... y kann ein organisches Ding sein, wie x selbst, dem es zur Nahrung dient; es kann verschiedene Stadien der Entwicklung durchlaufen müssen, und dann in einem reifen oder unreifen Zustande an die Oberfläche und was auf ihr steht, gelangen oder abgeliefert werden. Die menschlichen Wohnungen sind vielleicht Sammelplätze, eine Art von Scheunen dafür, in denen sich stellenweise mehr oder weniger y anhäuft, und wo dann auch der Cholerakeim x mehr oder weniger Nahrung vorräthig findet u. s. w. wenn er gebracht wird."

Diese Nachweise dürften hinreichend sein, um mich von der Anklage freizusprechen, dass ich gesagt hätte, der Cholerakeim könne sich nur im Boden vermehren. Ueber die Art des Zusammenhanges und den Ort der Begegnung von x und y können nur weitere Beobachtungen und

Studien entscheiden. Einstweilen ist der Spielraum auch für die lebhafteste und unruhigste Phantasie leider noch weit und breit genug.

Mehr habe ich über einen dritten Punkt zu sagen. Man macht mir den Vorwurf, dass ich noch nicht bestimmtere und untrüglichere Kennzeichen für einen Choleraboden aufgestellt, und auch jenen Grundwassergrad noch nicht genauer angegeben habe, wann ein bestimmter Boden die für eine Epidemie gerade nöthige Menge Wasser hat, wann es zu trocken, und wann zu feucht ist, und wann nicht. Leider, dass ich nicht sagen kann, dass dieser Vorwurf ebenso ungerecht sei, wie die vorigen. Es ist wirklich so wie man sagt, und da hilft auch die von Sander mir viel zu freigebig nachgerühmte logische Schärfe der lutherischen Dogmatiker des 17. Jahrhunderts nichts, — da bleibt mir nichts übrig, als mit Pio IX. zu sprechen: Non possumus. Ich rede da etwa nicht im Pluralis Majestatis, wie es bei grossen Schriftstellern hie und da noch üblich ist, sondern ich meine wirklich, dass wir, sowohl ich, als auch Sander und all unsere Freunde und Feinde zusammen das noch nicht können, dass wir bis dahin noch viel zu lernen und viel zu vergessen haben. Ich weiss nicht, ob man damit sagen will, dass man von Dingen, die man noch nicht strenge definiren kann, überhaupt gar nicht reden soll; oder dass man sich mit solchen Dingen wissenschaftlich nicht früher beschäftigen soll, als bis sie definirbar sind? Das wäre ein grosser Irrthum, und müsste zu einer chinesischen Stagnation unseres Wissens führen.

Nichts kommt fertig auf die Welt, und wer die hilflosen Kinder nicht pflegen und aufziehen will, der verdient auch die Stütze und den Schutz nicht, welchen die Erwachsenen zu gewähren im Stande sind. Die Kenntnisse über den Einfluss von Boden und Grundwasser auf Krankheiten sind erst im Entstehen begriffen und daher naturgemäss noch sehr unentwickelt und wachsen langsam. Die Hauptfrage bleibt immer, ob dieser Einfluss überhaupt thatsächlich besteht, und so lange diese Frage bejaht werden muss, darf man das Kind nicht mit dem Bade ausschütten, man darf die Unvollkommenheiten der Entwicklung und den Mangel praktischer Anwendbarkeit nicht für einen Beweis der Nicht-Existenz oder Gleichgiltigkeit einer Sache nehmen und brauchen.

Das embryonale Stadium unserer Kenntnisse über die Aetiologie der epidemischen Infektionskrankheiten lässt sich mit den ersten skizzenhaften Versuchen eines Kindes vergleichen, welches etwas nachbilden oder abzeichnen will. Alles ist höchst unvollkommen im Einzelnen, höchstens im Ganzen betrachtet errathet man, was ein Mensch, ein Pferd, ein Baum sein soll, und mit wenig Strichen lässt sich oft eine solche Zeichnung von einem Pferde in die eines Vogels verwandeln und doch ist dieses unvollkommene Stadium der Anfang aller Kunst und Kunstfertigkeit. Ganz in der Nähe besehen ist Alles falsch und unvollkommen, und wer ein solches Machwerk gar mit der Lupe oder dem Mikroskop betrachtet, der sieht gar nichts mehr von dem, was es darstellen soll, für den löst sich Alles in indifferente gleichwerthige Punkte auf. — So ist es auch Sander ergangen, der selber angibt, dass im Verlaufe der Arbeit seine Stellung zu meinen Untersuchungen aus einer zustimmenden sich in eine zweifelnde umgewandelt hat, und das lässt mich hoffen, dass er seine alte Stellung wieder einnehmen wird, wenn er entweder noch mehr in die Sache sich vertieft, oder wenn er meine Untersuchungen wieder etwas mehr aus der Ferne und in etwas günstigerer Beleuchtung sieht.

Ich wage dies um so zuversichtlicher zu hoffen, als

Sander selbst bereits sehr lebhaft das Unangenehme seiner Situation empfunden hat, für sein kritisches Bestreben, mit der Bodentheorie tabula rasa zu machen, nicht durch ein bestimmtes Resultat belohnt worden zu sein. Dieser Zustand wird von gesunden Menschen nicht lange ertragen, man muss immer etwas haben, auch wenn man nicht das Beste, was man wünscht, haben kann. Sander hat nun die Cholerazeichnungen, welche ich mir mit kindischer Hand mühsam auf meine ätiologische Schiefertafel hingekritzelt hatte, allerdings mit seinem reich genetzten und stellenweise fest aufgedrückten Schwamme überfahren, aber er hat mich nichts Neues gelehrt, mir nichts. Besseres vorgezeichnet. Wenn ich mich nun wieder hinsetzen muss, um neuerdings die vor mir stehende Cholera besser abzuzeichnen, so wird so ziemlich wieder das alte Bild herauskommen, das Mancher schon so schlecht gefunden hat, das er aber doch nicht besser machen kann.

Vieles in der Welt, und namentlich in der Medizin, ist Geschmacksache, oft findet einer gut, was dem andern widerlich ist, und so scheint es mir mit der Bodentheorie auch nicht einmal so schlimm zu stehen, wie sich so Viele einbilden, denen Alles wackelig vorkommt. Sie hat ihre fixen Punkte, auf die man jederzeit wieder sicher zurücktreten kann, wenn man auch von ihnen ausgehend und weiterschreitend vielfach auf Stellen gelangt, die vorläufig noch unter den Füssen schwanken. Zwei der festesten Punkte sind wohl die unzweifelhaften Thatsachen von der so ungleichen Empfänglichkeit verschiedener Orte für Choleraepidemieen und von der Beschränkung dieser Empfänglichkeit auf gewisse Zeiten.

Jeder Versuch der Erklärung dieser beiden Thatsachen wird mit einer unbarmherzigen Consequenz durch die That-

-bestände auf einen noch nicht näher bekannten Einfluss des Bodens hingewiesen. Ich habe schon S. 19 u. 23 erwähnt, wie wenig diese beiden Thatsachen aus der Contagiosität der Krankheit und aus der individuellen Disposition erklärt werden können, d. h. aus der Einschleppung der Krankheit durch den Verkehr und aus den Menschen, welche einen gewissen Ort zu dieser Zeit bewohnen. Ebensowenig kann aus den Wohnstätten und den häuslichen Gewohnheiten und Einrichtungen eine Erklärung versucht werden, denn diese sind in cholerabefallenen Orten die nämlichen, wie in cholerafreien. Kein Mensch weiss anzugeben, wodurch sich die Häuser auf der Sebalder Seite in Nürnberg von denen auf der Lorenzer Seite unterscheiden, oder die Häuser von Nürnberg von denen von Fürth u. s. w., um die Empfänglichkeit und Unempfänglichkeit für Cholera zu erklären. Man kann auch nicht sagen, so gut ein unbekannter Einfluss im Boden zur Erklärung herbeigezogen wird, ebenso könnte auch ein unbekannter Einfluss von Wohnungen, Schiffen, Menschen u. s. w. abgeleitet werden. Diese Annahme ist deshalb unzulässig, weil die Häuser auf der Sebalder und Lorenzer Seite in Nürnberg, die Häuser in Nürnberg und Fürth u. s. w. aus den gleichen Materialien, nach denselben Plänen, von denselben Arbeitern hergestellt worden und gleich eingerichtet von derselben Menschenart bewohnt sind, so dass ihr verschiedenes Verhalten gegen die Choleraverbreitung doch wieder nur aus der verschiedenen geographischen Oertlichkeit, aus dem Grund und Boden erklärt werden kann, auf dem sie stehen. Selbst wenn man annehmen oder zugeben würde, dass gewisse häusliche Einrichtungen, schlechte Abtritte, Kanalisirung etc. das Zustandekommen des entscheidenden örtlichen und zeitlichen Momentes im Hause selbst oder einem Theil desselben besonders begünstigen und gleich dort der importirte Krankheitskeim damit in Wechselwirkung trete — eine Annahme, die vorläufig gar nicht unstatthaft wäre, — so würde man für das Haus oder den besonderen Theil des Hauses doch wieder das örtliche und zeitliche Moment nur von der geographischen Oertlichkeit, von dem Grund und Boden ableiten können, auf dem es steht, weil die nämlichen Einrichtungen z. B. in Fürth und Nürnberg sind, aber nicht die gleichen Folgen haben.

Wenn nun die Cholera in Nürnberg auf dem linken und rechten Pegnitzufer so verschieden auftritt, wenn in den Menschen rechts und links der Pegnitz, ihren Häusern, ihren Gewohnheiten u. s. w. gar kein wesentlicher Unterschied aufzufinden ist, wenn aber die Bodenbeschaffenheit grosse Unterschiede zeigt, z. B. das linke befallene Ufer aus losem Sande, das rechte Ufer vorwaltend aus festem Keupersandstein besteht, so liegt es doch weit näher anzunehmen, der Fels- und Sandboden habe irgend einen noch näher zu definirenden Einfluss, als anzunehmen, links der Pegnitz sei die Cholera eine ansteckende Krankheit und rechts der Pegnitz nicht.

Die beiden Ufer unterscheiden sich allerdings auch noch durch viele andere Umstände von einander, das linke sandige Ufer ist eine ebene Fläche, das rechte felsige eine steile Anhöhe, auf deren Gipfel die Burg steht. Nicht blos wegen verschiedener Bodenbeschaffenheit, sondern auch wegen verschiedener Niveauverhältnisse wird manches anders sein, z. B. die Imprägnirung des Bodens mit Wasser und Luft und anderen Stoffen. Also wenn auch nicht die Bodenbeschaffenheit für sich das entscheidende ist, so könnte sie es in Verbindung mit anderen Verhältnissen sein, die gleichfalls am Boden haften, einen Theil der Bodenbeschaffenheit ausmachen, — im Boden muss unter allen Umständen die Erklärung der örtlichen Disposition gesucht werden.

Die Bodenverhältnisse sind etwas vielfaches und verwickeltes, und ein einziges Moment derselben, z. B. der Grad der Porosität, gewiss nicht die einzige Bedingung zur Entwicklung der örtlichen Disposition für eine Choleraepidemie, und so etwas ist von mir auch nie behauptet worden. Viele meinen ferner, weil in einigen Fällen, die ich für den Einfluss gewisser Bodenverhältnisse angeführt habe, der Boden ein anderer ist, als ich ursprünglich angenommen hatte, so falle damit auch der Bodeneinfluss überhaupt. Sander wählt als ein Beispiel Fürth,[1]) dessen Bodenbeschaffenheit ich im Jahre 1854 folgendermaassen schilderte:[2]) „Fürth ist auf einer Sandsteinplatte gelegen und viele Häuser haben dort, obwohl sie auf einer Ebene ruhen, Felsenkeller. Nach einer Mittheilung des Rektors Beg geht der Sandstein in Fürth durchschnittlich bis gegen zwei Fuss unter das Pflaster herauf, — die oberste Schichte soll jedoch so zerreiblich sein, dass sie nicht als Baustein benützt werden kann, was aber bei tieferen Lagen der Fall ist." Dr. Langhans gibt hingegen[3]) in seiner Abhandlung zur Hydrognosie der Stadt Fürth an: „Die Bodenschichten haben nach von anderer Seite angestellten Beobachtungen folgende ungefähre Mächtigkeit:

obere humushaltige Erde . . 1½ Fuss,
Sand . . . . 10 „
Lehm . . . . 2 „
Keuperfelsen.

Weder ich noch Junghans haben eigene Untersuchungen über den Boden von Fürth angestellt, sondern jeder hat sich auf die Angaben anderer verlassen.

---

1) a. a. O. S. 33.
2) Untersuchungen etc. S. 91.
3) Vierteljahrsschrift für öffentl. Gesundheitspflege Bd. III. S. 16.

Ich habe 1854 meinen Gewährsmann genannt — der von Junghans ist nicht bekannt. Ich nehme aber an, Junghans hat einen richtigen, ich einen falschen Bericht empfangen. Was folgt daraus? Dass die Immunität von Fürth nicht von seiner geographischen Oertlichkeit abhing, dass die Bodentheorie in eine falsche Richtung führt? Gewiss nicht. Es folgt nur daraus, dass zur Erklärung der Immunität von Fürth von mir nicht das richtige örtliche Moment erkannt wurde, deren es noch mehrere giebt, ausser einer verhältnissmässigen Impermeabilität des Baugrundes für Wasser und Luft. — Gleichwie ich für Lyon bereits zwei örtliche Gründe der Immunität annehme, so könnte das auch per analogiam für Fürth geschehen, welches ganz ähnlich zwischen zwei Flüssen am Vereinigungspunkt der Rednitz und Pegnitz liegt, wie Lyon zwischen Rhône und Saone. Und so kann es noch viele andere örtliche Gründe der Immunität geben, ohne dass die beiden genannten aufhörten, es zu sein.

Dass aber Fürth im Jahre 1854 wirklich wegen Mangels an örtlicher und zeitlicher Disposition trotz mehrfacher Einschleppungen keine Choleraepidemie bekommen hat, geht aus den Thatsachen auf das Schlagendste hervor, denn alles, worauf sonst Gewicht gelegt wird, wenn man Choleraepidemieen ohne Bodeneinfluss erklären will, war in Fürth in reichlichster Menge vorhanden.

Ich erlaube mir zur Bequemlichkeit des Lesers einiges aus meinen Untersuchungen und aus dem Hauptberichte zu wiederholen: „Der Verkehr zwischen Fürth und München im Monate Juli und August (1854) ist nicht geringer gewesen als zwischen Nürnberg und München; der Verkehr zwischen Nürnberg und Fürth ist aber Jahr aus Jahr ein ein ganz ungewöhnlich lebhafter. (Stündliche Eisenbahnzüge.) In Fürth sind viele Fabriken mit ihrem sehr zahlreichen Proletariate, ferners zahlreiche Judenfamilien, der ärmeren

Klasse angehörig; die socialen und diätetischen Verhältnisse sind in Fürth der Art, dass die Cholera dort eine zahlreichere Ernte erwarten liess als in München: aber siehe da, es entsteht keine Epidemie. Vier der in Fürth vorgekommenen Fälle sollen nachweisbar aus Nürnberg und München eingeschleppt gewesen, zwei ohne nachweisbare derartige Ursache entstanden sein. Die Häuser, in denen die beiden letzteren vorgekommen waren, besuchte ich in Begleitung des dortigen Gerichtsarztes (Dr. Wolfring). Diese Häuser sind allerdings ungünstig situirt, das eine am Abhange hinter dem Armenhause, nach der Pegnitz zu, — das andere (einem Bäcker gehörig und nicht fern vom ersteren) hatte einen hochgelegenen Hof mit Abtritt und Schwindgrube nebst einem Schweinstalle auf dem höchsten Punkte. — Man möchte annehmen, dass es dem nach Fürth gebrachten Cholerastoffe an allen Lebensbedingungen gemangelt haben müsse, weil er sich von diesem Bäckerhofe aus nicht weiter entwickelt hat."

„Interessant war mir in Fürth auch eine eben schwebende sanitätspolizeiliche Tagesfrage, nämlich: ob man das auf den nächsten Sonntag fallende Fürther Kirchweihfest abhalten soll oder nicht. Dieses Fest ist ein Erntetag von grosser Bedeutung und Tragweite für viele kleinere Familien der Stadt: es versammelt mehrere Tage lang einen grossen Theil der umliegenden Bevölkerung, auch von Nürnberg, auf diesem Platze, wo dann das der Lebsucht und Heiterkeit geopferte Geld in vielen bedürftigen Händen zurückbleibt. Es wäre ein harter Schlag für Viele gewesen, das Fest nicht abzuhalten. — Von der andern Seite aber musste hervorgehoben werden, dass Fürth durch einen solchen Zusammenfluss von Menschen möglicherweise die Cholera als Epidemie bekommen konnte, und dass auch die Sanitätsinteressen von Nürnberg gefährdet erschienen, indem die

Bewohner dieser Stadt, in deren einer Hälfte die Cholera als Epidemie herrschte, verleitet würden, ihrer jährlichen Gewohnheit zu folgen und sich in Fürth Diätfehlern und Erkältungen auszusetzen. — Zuletzt überwog das Lokalinteresse, Fürth beschloss, sich als eine Stadt ohne Choleraepidemie zu geriren und keine Furcht vor der Krankheit zu zeigen, das Kirchweihfest wurde in üblicher Weise in aller Heiterkeit abgehalten, Fürth erhielt auch danach keine Epidemie und der Zustand in Nürnberg, dessen Bewohner gleichfalls sehr zahlreich sich eingefunden hatten, blieb völlig unalterirt durch die Vorgänge in Fürth."

Dr. Wölfring, damals Gerichtsarzt in Fürth, berichtete: [1])

„Unsere engen, sehr ungesunden Wohnungen, schlechten Brunnenwässer, da die Brunnen in den engen Gehöften häufig nahe bei Senk- und Abtritt-Gruben angelegt sind, die noch ziemlich mangelhafte Strassenreinigungspolizei, die grosse Armuth eines Theils der Bevölkerung und ziemlich grosser Leichtsinn von Seiten des andern Theiles, die häufigen Strassenpromenaden bis tief in die Nacht, Excesse im sexuellen Umgange, kümmerliche, oft schlechte Obst- und Kartoffelnahrung, die geistigen Bedrängnisse des Kummers, die leiblichen einer exorbitanten Anstrengung der physischen Kräfte — waren gewiss veranlassende Ursachen genug, welche starke Breschen für das Eindringen der Cholera darbieten konnten. Und doch ... war es der günstige Sandboden, welcher alles in sich aufnimmt und schnell begräbt, war es die freie Lage unserer Stadt, ihre von der Atmosphäre leicht durchdringbaren offenen Strassen, oder waren es diese Momente vereint? — unsere Stadt blieb so gut wie verschont. Die Vorläufer der Krankheit waren angelangt, in

---

1) Hauptbericht S. 131.

wenigen Fällen erhob sie ihr deutlich kennbares livides Gesicht, zum verheerenden Gange vermochte sie sich aber nicht zu erheben."

Krankenhausarzt Dr. Frommüller berichtet: „Fürth steht zunächst auf feinem Keupersande und mittelbar auf Sandstein. Ersterer saugt alle Flüssigkeiten rasch ein, daher auch eine Ansammlung und Aufstauung schädlicher Flüssigkeiten auf die Dauer unmöglich ist. Fürth hat eine den Winden stark ausgesetzte Lage auf einer zwischen zwei Flussthälern liegenden Höhe. Der Mangel einschliessender Mauern kommt ihr hiebei zu Gut."

Auch die gute Trinkwasserversorgung hat Fürth 1854 gewiss nicht vor Cholera behütet. Junghans schreibt noch im Jahre 1871 darüber:[1] „Es besteht hier die Eigenthümlichkeit, dass die sogenannte untere Stadt mit ihren romantischen Höfen und Winkeln vorzugsweise der Sitz des Kleinhandwerks und des Proletariats, eine Menge von öffentlichen Pumpbrunnen besitzt, während diese in der von der wohlhabenderen Klasse bevölkerten oberen Stadt fast gänzlich fehlen, dagegen durch zahlreiche Privatpumpbrunnen vertreten sind. Man werfe nun einen Blick in das von der Kultur noch wenig beleckte Gewinkel der unteren Stadt, wo Miststätte und Pumpbrunnen, durch eine dünne poröse Erdschichte getrennt, in traulicher Eintracht nebeneinander existiren; man sehe sich aber auch in der oberen Stadt um, wo man in den feinsten Krystallgefässen ein Trinkwasser vorgesetzt bekommen kann, das der allerersten Anforderung, trinkbar zu sein, eben **nicht** entspricht ..."

Ein ganz lokaler Einfluss irgend einer Art bleibt hier jedenfalls zu suchen, — und von Allem, was vorläufig denkbar ist, — bleibt nur der Boden, die geographische Oertlichkeit.

---

[1] Vierteljahrsschrift etc. Bd. III. S. 18.

Die Bodenverhältnisse sind etwas sehr Vielfaches, Verwickeltes, uns noch grösstentheils Unbekanntes. Da ihr Einfluss auf die Ausbreitung der Cholera sich von jeher so auffallend bemerkbar gemacht, schien es mir längst an der Zeit, an eine Untersuchung darüber zu gehen. Um vorwärts zu kommen, muss man mit irgend etwas anfangen, mit irgend einer Eigenschaft unter den vielen, welche die geographische Oertlichkeit zusammensetzen. Man beginnt am besten mit dem, was einem zunächst und wiederholt auffällt, ohne zu glauben, dass dieses die einzige Bedingung zur Entwicklung der örtlichen Disposition sei. In nur theilweise ergriffenen Orten ist das Zusammentreffen eines Unterschiedes in der Bodenbeschaffenheit zwischen den ergriffenen und freigebliebenen Ortstheilen vor und nach mir so oft beobachtet worden, dass man vernünftigerweise an einem causalen Nexus nicht zweifeln kann. Unter diesen Fällen macht sich wieder sehr häufig ein Unterschied zwischen lockerem Alluvialboden und festem Felsen bemerkbar. Die Begränzung der Epidemieen in Traunstein, Kienberg, Nürnberg, Weimar, Gotha und anderen Orten nach diesen Gesichtspunkten ist doch etwas so Beachtenswerthes, dass es trotz mancher Ausnahmen festgehalten und weiter verfolgt zu werden verdient. Jedenfalls spricht sich eine fast immer zutreffende Regel aus, und jede solche Regel ist Folge eines Gesetzes und auch Ausnahmen von der Regel vermögen das Gesetz nicht aufzuheben, die Regel und deren Ausnahmen können uns vernünftigerweise nur eine Aufforderung sein, in der Richtung weiter zu forschen, um die Ursachen sowohl der Regel, als der Ausnahmen zu finden.

Ich habe den unbestreitbaren schützenden Einfluss der felsigen Lage weiter zu zergliedern gesucht und habe den Unterschied der Permeabilität für Wasser und Luft zwischen Geröllboden und compaktem Felsboden zum Ausgangspunkte und zur Richtschnur genommen. Das hat für eine Anzahl von Fällen in überraschender Weise gepasst, so z. B. auch auf die so häufig gegen mich angeführten Orte Malta und Gibraltar. Viele haben zwar schon gemeint, es sei ganz überflüssig gewesen, dass ich mir die Mühe gegeben habe, nach Malta und Gibraltar zu reisen, aber ich erlaube mir doch, gegentheiliger Ansicht zu sein. Abgesehen von dem Nutzen und der Belehrung, die ich aus der unmittelbaren Anschauung von Choleraorten in einem ganz anderen Klima und in ganz anderer geographischer Lage gezogen, habe ich doch so viel bewirkt, dass Malta und Gibraltar nicht mehr länger als Beweise gegen die Giltigkeit der Bodentheorie angeführt werden können. Wäre ich nicht in Malta und Gibraltar gewesen, so hätte Sander sich wohl schwerlich auf Anführung des Sandsteines und des trockenen Lösses im Tauberviertel in Wertheim und des compakten Kalksteines der Klippe in Barmen als seine einzigen zwei Gegenbeweise beschränkt.

Ich halte die von Sander über jeden Zweifel erhobene grössere Empfänglichkeit der von der Stadt Barmen eingenommenen Seitenthäler der Wupper für eines der schönsten Resultate seiner auch sonst verdienstvollen Arbeit, aber nicht, weil ich in der Bodenbeschaffenheit der Klippe eine abschliessende Thatsache gegen weitere Verfolgung des Bodeneinflusses erkenne, sondern im Gegentheil eine sehr lockende Aufforderung, die begründete Thatsache in dieser Richtung weiter zu verfolgen. So wenig, als mich das Vorkommen der Cholera auf Schiffen gegen den wesentlichen und unentbehrlichen Einfluss des Bodens bei der Choleragenese zweifelhaft macht, noch viel weniger ihr Vorkommen in der Klippe zu Barmen. Solche Ausnahmen von der Regel werden von einem vermehrten Wissen über Bodeneinflüsse früher oder später in der einfachsten Weise aufgeklärt werden. Vielleicht ist die örtliche Disposition der Klippe in jenen Erdschichten zu suchen, welche die Wände der Schlucht überlagern, so dass das y schon von oben mit dem Wasser in die Schlucht herabkommt. Von den Bodenverhältnissen ist aber bisher nicht blos Felsen und Nicht-Felsen, durchlässig und undurchlässig, sondern auch bereits manches andere nicht ohne Erfolg in's Auge gefasst worden: z. B. die Lage auf Lehm über Kies, die Lage an Steilrändern, in Mulden etc., wie aus den Untersuchungen über den Verlauf der Cholera in Bayern von mir, in Sachsen von Günther, in Thüringen von Pfeiffer, in Wien von Creutzer, in Lübeck von Cordes etc. oft so deutlich hervorgeht. Ich fürchte, die Leser zu ermüden, wenn ich die hier einschlägigen Beobachtungen von mir und Andern auch nur kurz der Reihe nach rekapituliren wollte. Wer nach dem, was ich bis jetzt vorgetragen habe, den Einfluss des Bodens bei der Choleragenese entbehrlich findet, der würde ihn auch dann noch nicht unentbehrlich finden, wenn ich noch viel mehr Beweise dafür beibrächte, und wer in Folge der bis jetzt gemachten Beobachtungen von dem Einfluss des Bodens überzeugt ist, für den ist jeder weitere Beweis ohnehin überflüssig und der wird ohnehin nur mehr bestrebt sein, unser noch so dürftiges und unsicheres Wissen darüber durch eifrige und ernste Studien zu vervollständigen und zu vervollkommnen, um nicht immer die Antwort auf so viele naheliegende Fragen schuldig bleiben zu müssen.

Ich will nun zu einigen Bemerkungen über das Grundwasser und die zeitliche Disposition für Cholera übergehen. Sander zählt seinen Lesern eine grosse Reihe darauf bezüglicher Angaben und Beobachtungen von mir und Andern auf, bespricht aber merkwürdigerweise bei dieser Gelegenheit gerade jene Beobachtung nicht näher, welche mich zur Annahme eines Einflusses des Grundwassers überhaupt bestimmt hat, nämlich die Vertheilung der Ortsepidemien in Bayern im Jahre 1854 nach Fluss- und Entwässerungsgebieten. Wer die diese Vertheilung zeigende Landkarte vor sich hinlegt[1]) und vorurtheilsfrei betrachtet, dem kann nichts anderes einfallen, als dass die Erscheinung mit den Wasserverhältnissen der Gegenden in irgend einer Weise zusammenhängen müsse. Da von allen Bestandtheilen des Bodens keiner so grossen Schwankungen unterliegt, als das Wasser, so lag der Gedanke sehr nahe, den wechselnden Wassergehalt des Bodens zum Ausgangspunkt für Aufsuchung der örtlich wechselnden zeitlichen Disposition zu wählen. Ich versuchte nun auch hier, die ersten Schritte zu einer weiteren Zergliederung und Beobachtung zu thun. Da es sich nicht um das Wasser für sich, oder um das Wasser in Flüssen und Bächen handelte, sondern um das Wasser im Grunde und Boden, auf dem die menschlichen Wohnorte stehen, so nannte ich es Grundwasser und betrachtete den Wechsel in der Menge desselben als ein wechselndes zeitliches Moment, wie mir die Bodenbeschaffenheit als ein gleichbleibendes örtliches Moment galt.

Es können nun meine einzelnen Versuche, den Grundwassereinfluss zu formuliren, verfehlt und alle meine Sätze grundfalsch sein, deshalb bleibt die Thatsache, von der ich ausgegangen bin, doch unverändert stehen und verlangt ihre Erklärung aus den Wasserverhältnissen des Bodens. Man kann wohl meine Anschauung über die Art des Einflusses bekämpfen, aber nicht die Thatsache selbst in Abrede stellen. Es wird mir eine grosse Freude sein, wenn ein Anderer die Sache richtiger und schärfer ansieht, als ich, — aber sie gar nicht anzusehen, als ob sie gar nicht existirte, kann keinen Nutzen bringen. Eine Aufgabe ignoriren ist nicht gleichbedeutend mit Anstrengungen zu ihrer Lösung.

1) Hauptbericht S. 307 bis 332 nebst Atlas.

Sander handelt beim Grundwasser zuerst von der Arbeit von Buhl über Grundwasser und Typhoid in München; für deren ursächlichen Zusammenhang Seidel die Wahrscheinlichkeit von 36000 zu 1 berechnet hat. Sander meint nun, dass daraus für die Cholera zunächst nichts folge, und hat ebenso unrecht, als wenn ein hyperkritischer Landwirth oder Gärtner behaupten wollte, aus dem, was der Gerste oder dem Apfel nützt oder schadet, folge nichts für den Weizen und die Birne. Buhl hat mit seinem richtigen diagnostischen Blicke früher als Andere erkannt, dass Cholera und Abdominaltyphus oder Typhoid verschiedene Species ein und derselben Gattung von Krankheiten sind und deshalb in diesem Falle für ihr Entstehen vieles gemeinsam haben müssen, gleich Gerste und Weizen, und Aepfeln und Birnen. Die Sätze von Buhl und Seidel über Typhoid und Grundwasser in München haben sich nun schon 16 Jahre hindurch unter den wechselndsten Umständen stets gleich bewährt. Ich weiss daher nicht, warum Sander seine Betrachtungen über den Typhus mit einer Bemerkung von Jessen schliesst: „erst längere und an vielen verschiedenen Orten angestellte Beobachtungen können allgemeiner giltige Procentsätze ergeben," und nicht lieber mit dem Satze, mit welchem auch Jessen seine Abhandlung [1] wirklich geschlossen hat: „Wer hätte vor wenigen Jahren geglaubt, dass der Zusammenhang einer Krankheit mit meteorologischen Verhältnissen sich mathematisch würde beweisen lassen? Und doch ist dieser Beweis durch die gemeinsame Thätigkeit der Münchener Forscher jetzt wirklich und unzweifelhaft gelungen." Welche Stelle man citiren will, wird immer Liebhaberei bleiben, aber bemerken will ich doch, dass Jessen damals, als er seinen Aufsatz schrieb, blos

---

[1] Zeitschrift für Biologie Bd. III. S. 186.

8 Jahre vorlagen, während es jetzt, wo Sander schreibt, bereits 16 Jahre mit unverändertem Ergebniss sind. Wenn also Jessen schon damals schliesslich den Zusammenhang für erwiesen hielt, so muss er ihm jetzt nach den Gesetze der Wahrscheinlichkeit viel mehr als doppelt erwiesen erscheinen.

Den Leser, der sich näher für Typhoid interessirt, verweise ich auf die Reihe von Vorträgen, welche die letzte Epidemie in München 1872 im Kreise des ärztlichen Vereins veranlasst hat, wo namentlich auch in einem populären Beispiele von Seidel[1]) gezeigt ist, was eine Wahrscheinlichkeit von 36,000 gegen 1 sagen will. Ebenso verweise ich auf die gleichzeitig mit dieser meiner Schrift in der Zeitschrift für Biologie erscheinende, genaue und lehrreiche Darstellung des Vorkommens von Typhoid im bayerischen Heere, welches Stabsarzt Dr. Port zum Gegenstand eingehender Studien nach den einzelnen Garnisonsorten und Kasernen gemacht hat. In dieser vortrefflichen Arbeit findet man neben der Mortalität auch die Morbilität berücksichtiget, und kann daraus die Beruhigung schöpfen, dass in München das Bild von der wechselnden Typhoidfrequenz wesentlich kein anderes wird, man mag die Mortalität oder die Morbilität zu Grunde legen.

Die Anwendung der Grundwasserbewegung zur Erklärung der zeitlichen Disposition für Cholera wird nun noch viel mehr angezweifelt, als für Typhoid, weil noch für keinen Ort, in dem die Cholera so endemisch ist, wie das Typhoid in München, Beobachtungen für längere Zeit vorliegen. — Beobachtungen, wie sie in München über Typhoidfrequenz und Grundwasserbewegung angestellt worden sind, können für Cholera nur in Indien, und auch dort nur in den Distrikten angestellt werden, in welchen die Cholera endemisch ist. Da man nicht hoffen kann, dass

---

1) a. a. O. Seite 44.

in Bezug auf Cholera das Vorurtheil gegen neue Anschauungen und das Festhalten am Hergebrachten schwächer sein wird, als in Bezug auf Typhoid, oder dass die Aerzte in Calcutta leichter zu überzeugen sein werden, als in deutschen Städten, so muss ich mich jedenfalls noch einige Jahre gedulden, bis der Einfluss des Grundwassers auf die Cholerafrequenz in Calcutta und anderen Orten Indiens ebenso als eine Thatsache anerkannt wird, wie beim Typhoid in München.

Die Beobachtungen an verschiedenen Orten mit verschiedenen Cholera-Zeiten (Calcutta und Lahor) werden auch allmälig Aufschluss über die Frage geben, wann und wo es zu trocken und zu feucht für die Cholera ist, überhaupt darüber, warum im Panjab der Regen die Cholera bringt und warum er sie in Bengalen verscheucht und warum Madras zwei Cholerazeiten im Jahre hat.

In Indien ist vorläufig noch eine Schwierigkeit zu überwinden, nämlich sich den geeignetsten und besten Maassstab für den Wechsel in der Durchfeuchtung des Bodens zu suchen. Bisher schienen mir die Regenmengen eines Ortes im Zusammenhalt mit der Bodenbeschaffenheit noch die besten Anhaltspunkte zu sein. Am zuverlässigsten aber wäre vielleicht der Vergleich der örtlichen Regenmengen mit der örtlichen Verdunstungsmenge. So wenig einstweilen aus Indien noch bekannt ist, so viel sieht man doch schon, dass auch dort der Einfluss des Bodens und seiner Grundwasserbewegung sich nicht anders als bei uns verhält. Auch dort findet man in nur theilweise ergriffenen Orten zwischen den freien und befallenen Ortstheilen fast nur Unterschiede in der Bodenbeschaffenheit, wie z. B. in dem Falle von **Kassim Bazaar** und **Naya Bazaar** in **Rajmahal**, den **Douglas Cunningham** mitgetheilt hat. Bei Besprechung dieses Falles habe ich angeführt,[1] dass nach meiner An-

---
[1] Verbreitungsart der Cholera in Indien S. 84.

sicht Naya Bazaar nur einer sogenannten Monsun-Cholera fähig sein würde." Diese Möglichkeit ist schneller zur Wirklichkeit geworden, als ich gedacht hatte.[1] Im Septbr. 1871 brach die Cholera wieder aus in Rajmahal. Diesmal und zu dieser Zeit kamen in Kassim Bazaar nur 2 Fälle vor, hingegen 22 in Naya Bazaar, welcher ein Jahr vorher nur 2 Fälle hatte. Die Bodenuntersuchung von Dr. Cunningham wurde diesmal von dem Assistenzarzte des Gefängnisses wiederholt, welcher darüber berichtet: „Der Boden der beiden Orte wurde untersucht und wesentlich in demselben Zustande befunden, wie er von Dr. Cunningham in seinem Berichte beschrieben ist, der einzige Unterschied ergab sich im Stande des Grundwassers, welches etwa $4\frac{1}{2}$ Fuss unter der Oberfläche in Naya Bazaar und $5\frac{1}{2}$ Fuss in Kassim Bazaar war. Das Lager von undurchlässigem Thone, welches als 5 Fuss unter der Oberfläche liegend zu Naya Bazaar angegeben wird, war daher unter dem Spiegel des Grundwassers zu dieser Zeit. Zu Kassim Bazaar fand sich, wie Dr. Cunningham angibt, kein Thonlager selbst bis zur Tiefe von 7 oder 8 Fuss unter der Oberfläche, sondern der Boden war locker und sandig und zum grössten Theil aufgefüllt."

Aenderungen in der Zeit und Reihenfolge der atmosphärischen Niederschläge coincidiren auch in Calcutta mit entsprechenden Aenderungen in der Cholerafrequenz, ähnlich, wie ich es schon in meiner Verbreitungsweise der Cholera in Indien für Bombay aus den Mittheilungen von Macpherson nachgewiesen habe. Gleich wie in Zwischenräumen München typhusimmune Zeiten hat, so haben Calcutta und Bombay solche choleraimmune Zeiten. Namentlich das Jahr 1871 war ein solches für Calcutta, und auch noch das

---

[1] The Indian Annals of Medical Science Bd. XXIX. p. 258.

gegenwärtige Jahr 1872. Ich will die mittlere Sterblichkeit an Cholera in Calcutta und die der Jahre 1870 und 1871 nach Monaten nebeneinander stellen.

	Choleratodesfälle		
	Mittel	1870	1871
Januar . . .	275	171	53
Februar . .	359	259	98
März . . .	566	257	67
April . . .	745	381	76
Maj	513	165	29
Juni	243	118	28
Juli	153	50	19
August . . .	132	40	38
September . .	151	30	74
Oktober . .	239	37	83

Die geringe Frequenz hat sich auch bis zum September des Jahres 1872 ziemlich unverändert fortgesetzt. Die Regenverhältnisse der Jahre 1870 und 1871 waren unregelmässige, und führten dem Boden mehr Feuchtigkeit als gewöhnlich zu, theils durch ungewöhnliche Vertheilung, theils durch ungewöhnliche Stärke der Niederschläge.

	Regen in engl. Zollen		
	Mittel	1870	1871
Januar . . .	0.21	0.77	—
Februar . .	0.42	—	0.76
März . . .	1.13	0.03	6.41
April . . .	2.10	4.30	5.65
Mai	4.29	0.92	11.15
Juni	10.1	16.2	25.35
Juli	13.9	10.90	15.93
August . . .	14.4	12.92	12.11
September . .	10.4	9.01	9.93
Oktober . .	4.1	3.93	7.03
November . .	0.9	1.66	—
Dezember . .	0.1	—	—

Im Jahre 1870 erstreckte sich die Regenzeit schon von Anfang April bis November, anstatt wie gewöhnlich von Mitte Mai bis Oktober, und die Regenzeit des Jahres 1871 begann ausnahmsweise gar schon im März, wo es sonst am trockensten und heissesten ist, und erreichte eine ganz abnorme Höhe. Ja, dem Jahre 1870 war ein Ereigniss im Jahr 1869 schon vorausgegangen, was nach meiner Ansicht in das Jahr 1870 hinüberwirkte. Für Orte in Indien wird es nicht genügen, blos die monatlichen Regenmengen in's Auge zu fassen, sondern es wird nöthig sein, auch die täglichen Regenmengen in Betracht zu ziehen, weil dort an einem Tage oft Dinge vorkommen, die unmöglich gleichgiltig sein können. Am 9. Juni 1869 fielen dort 11 Zoll Regen binnen 24 Stunden. Acht bis zehn Tage nach diesem Wolkenbruch ging die Cholera auf einen sehr niedrigen Stand herab und hielt sich darauf bis Januar 1870, von wo an sie wieder stieg bis April. Der in diesem Monat vorzeitig sich einstellende Regen trieb sie aber leicht wieder herab auf den niedrigen Grad, den ich vorhin schon erwähnt habe.

Schon im Jahre 1868 war ein sehr heftiger Regenfall (8 Zoll an einem Tage) am 12. August gewesen, der aber noch nicht diese Wirkung zu äussern vermochte, wie der im Juni 1869. Dem Regen im August 1868 folgte sogar eine Steigerung der Cholera für einige Tage. Die Contagionisten werden natürlich darin einen Widerspruch mit der behaupteten Wirkung des 11 Zoll betragenden Niederschlages am 9. Juni 1869 erblicken, aber vielleicht mit nicht mehr Recht, als wenn man behaupten wollte, wenn nach mehreren Hammerschlägen etwas beim letzten Schlage zerspringt, so könne das nicht Ursache des Zerbrechens sein, weil vorausgehende Schläge nicht dieselbe Wirkung gehabt hätten. Die Wirkung der Grundwasserverhältnisse scheint oft nicht nur keine momentane, sondern eine sehr lang sich erstreckende zu sein. In Bombay tritt dasselbe, wie in Calcutta hervor. Das choleraimmune Jahr 1853 in Bombay folgte da nicht der unmittelbar vorausgehenden grössten Regenmenge von 1851 mit 97 Zollen, sondern dem Jahr 1852, dessen Regenmenge 70 Zoll d. i. wenig über dem Mittel betrug. Ferner ist zu bedenken, dass eine so plötzliche und kurz dauernde Zunahme der Frequenz, wie sie nach dem 12. August 1868 vorgekommen ist, durchaus nicht immer ihren Grund in einer Vermehrung der specifischen Krankheitsursache haben muss, sondern ebenso gut in einer Vermehrung oder Steigerung der individuellen Disposition, oder in von aussen kommenden Zuzügen oder Einwanderungen und anderen Dislokationen und ihren Folgen begründet sein kann. Ehe man die Zunahme der Frequenz vom 19. bis zum 26. August 1868 auf Rechnung einer Vermehrung der specifischen Ursache durch den Regen schreiben dürfte, müsste zuvor noch manches andere näher untersucht und festgestellt werden.

Ich stelle zur Veranschaulichung die monatliche Frequenz von Choleratodesfällen in Calcutta für die Jahre 1869 und 1870 und 1871 nebeneinander.

	1869	1870	1871
Januar . . .	264	171	53
Februar . .	428	259	98
März . . .	760	257	67
April . . .	746	381	76
Mai	698	165	29
Juni	331	118	28
Juli	78	50	19
August . . .	53	40	38
September . .	41	30	74
Oktober . .	57	37	83
November . .	78	22	
Dezember . .	58	30	

Dem Wolkenbruch im Juni 1869 folgt eine ungewöhnliche Abnahme der Cholerafrequenz. In der heissen und trocknen Zeit des Jahres 1870 von Januar bis April vermehrt sie sich zwar wieder, aber die hier schon eintretenden Regen treiben sie auf einen noch niedrigeren Grad herab und die vorzeitig und in ungewöhnlicher Stärke fallenden Regen des Jahres 1871 lassen sie nicht wieder aufkommen und wirken auch noch in das Jahr 1872 hinüber, welches sich wieder durch geringe Regenmenge auszeichnet.

Aller Wahrscheinlichkeit nach wird in der kommenden trocknen und heissen Zeit des Jahres (März und April) 1873 wieder eine gesteigerte Cholerafrequenz folgen. Ich bin allerdings noch nicht im Besitz von genauen Zahlen vom Jahre 1872, es ist mir aber mit aller Bestimmtheit mitgetheilt, dass in der ersten Hälfte des Jahres während der Haupt-Choleramonate sehr wenig Cholera in Calcutta gewesen sei, die nur am Schluss der heissen Witterung oder im Beginn der Regenzeit sich wieder zu zeigen anfing. Sie hat sich in diesem geringen Grade die Regenzeit des Jahres 1872 hindurch fortgesetzt. Die Regenmenge von 1872 war bis zu Anfang September, von wann meine letzten Nachrichten sind, unbedeutend (very deficient) und man ist jetzt sehr gespannt darauf, was nach Schluss der Regen und während des nächsten heissen Wetters (März und April 1873) geschehen wird.

Die schon 2 Jahre dauernde vergleichsweise Immunität von Calcutta ist um so auffallender, als in anderen Theilen Indiens die Cholera mit ungewöhnlicher Heftigkeit auftritt. Der Norden von Indien ist in diesem Jahre 1872 so arg von Cholera heimgesucht, wie schon seit längerer Zeit nicht mehr. Bryden wurde von der Regierung in Calcutta dahin beordert und er hat von Simla aus unterm 7. September 1872 einen vorläufigen Bericht erstattet, der mir bereits am 2. November in München zukam und von grossem Interesse ist. Das starke Auftreten der Cholera im Pandschab während der Sommermonate 1872 stimmt ganz mit dem sonstigen Gegensatze zwischen dieser Gegend und Niederbengalen überein. Dem trocknen und heissen Pandschab bringt der Monsun die Cholera, während er sie in dem nassen und heissen Niederbengalen gleichsam ersäuft. Bryden theilt die Menge der Niederschläge mit, welche an mehreren Orten des nordwestlichen Indiens vom April bis Mitte August 1872 gefallen sind und vergleicht sie mit dem Durchschnitt für diese Orte und Zeiten, und da ergibt sich, dass z. B. in Umbállah 38.4 Zoll Regen gefallen sind, während der Durchschnitt 11.8 ist, in Ludiánah 37.4 bei einem Durchschnitt von 13.8, in Kohát 18.2, wo der Durchschnitt 8.3 und in Pesháur 11.8, wo gewöhnlich in dieser Zeit nur 4.2 Zoll fallen. Die einzige Conclusion, welche Bryden einstweilen in seinem Berichte gezogen hat, lautet: „Durch ganz Oberindien ist der Monsun übermässig gewesen und von demselben Charakter, welcher in früheren Jahren, wie 1856 und 1861, mit dem allgemeinen Herrschen der epidemischen Cholera verbunden war."

Solche verhältnissmässig cholerafreie Zeiten, wie sie von Macpherson in Bombay nachgewiesen worden sind, kommen also auch in Calcutta zeitweise ebenso vor, und es ist natürlich, dass sich auch die Leute in Calcutta ihre Gedanken darüber machen, woher das komme. Ich kann constatiren, dass die grosse Mehrzahl der Aerzte in Calcutta nicht im geringsten an Boden und Grundwasser denkt, oder bereits der Bodentheorie anhinge, sondern wie bei uns auch entweder Contagium, Abtritte, Kanalisirung und Trinkwasser herbeiziehet, oder ein Miasma in der Luft und Cholerawellen in der Atmosphäre annimmt. Die Bodentheorie findet in Indien bei der Mehrzahl denselben leidenschaftlichen Widerstand, den sie auch in Europa noch nicht überwunden hat. Dr. Douglas Cunningham, über dessen Untersuchungen in der Präsidentschaft Madras kürzlich ein Bericht in der Zeitschrift für Biologie erschienen ist, tritt gewiss nicht als mein unbedingter Anhänger in Indien auf, seine höchst vorsichtig gestellten, sehr abwartenden Schlussfolgerungen beweisen es, — aber nur, dass er zu dem Resultate gelangt ist, man dürfe die Bodentheorie nicht von vornherein verwerfen, sondern müsse sie noch weiter verfolgen, hat ihn schon missliebig gemacht. In der von Macnamara redigirten Indian Medical Gazette[1]) schliesst eine Besprechung der Arbeit von Cunningham mit den Worten: „Wir hoffen in allem Ernste, dass dies die letzte Probe von dieser Art von Choleraübersuchung sein wird", und man spöttelt auch dort über x, y und z, da jene Klasse von Geistern natürlich auch in Indien ihre Vertretung hat, denen jede ihnen unbekannte Grösse gleich Null ist.

Die Anhänger der Trinkwassertheorie sind natürlich auch in Indien ziemlich zahlreich, namentlich in officiellen Kreisen. Diese suchen die gegenwärtige geringe Cholerafrequenz in Calcutta, welche schon seit 1. Juni 1870 anhält, damit in Verbindung zu bringen, dass zu Anfang dieses Jahres einige Theile von Calcutta mit gutem Trinkwasser versorgt worden sind. Das erklärt aber nicht, warum die Cholera auch in allen jenen Theilen von Calcutta so nachgelassen hat, welche ihr altes Trinkwasser aus Teichen und Flussarmen fortgebrauchen, und dass auch im übrigen Niederbengalen und in Centralindien so wenig Cholera vorkommt. Wenn im kommenden Jahre 1873 wieder mehr Cholera in Calcutta vorkommt, wird hoffentlich das Trinkwasser der neuen Leitungen nicht schlechter geworden sein. Mich erinnert's viel an Trinkwasser und Typhoid in München.

---
1) Vol. VII. Nr. 1. p. 23.

Dem sei nun, wie ihm wolle, die Zukunft wird manches lehren und aufklären, wenn man nicht die Hände in den Schooss legt und sich mit Annahmen begnügt, welche jede weitere Forschung und Beobachtung ausschliessen oder überflüssig erscheinen lassen. So weit ist die Bodentheorie jedenfalls doch schon entwickelt und thatsächlich begründet, dass sie, trotz all' ihrer Schwächen und Mängel, welche ihr vorläufig noch anhaften, mit der contagionistischen und der Trinkwasser-Theorie kühn in die Schranken treten kann. Ich rechte nicht mit den Gegnern der Bodentheorie, wenn sie darauf aufmerksam machen, wie viel noch fehlt, bis einmal alles so fest steht und so bekannt ist, dass man nirgend mehr ein Hinderniss der Erklärung findet, oder über gar nichts mehr nachzudenken und zu forschen braucht; ich verwahre mich nur dagegen, dass es mir mit der Wahrheit nicht ebenso Ernst sei, wie meinen Herren Gegnern. Letzteres könnte so scheinen, wenn man liest, was mir Sander bezüglich Zürich und Lyon vorhält, nämlich dass ich einmal etwas für giltig, das anderemal für ungiltig erklärte, geradeso wie es mir passt, wie ich's brauchen kann, also ganz willkürlich.

Bei Zürich handelt es sich darum, ob der Epidemie von 1867 abnorme Durchfeuchtungsverhältnisse vorausgegangen sind, oder nicht. Diese Grundwasserverhältnisse sind gemessen 1) an dem Wasserstande einer Anzahl von Brunnen, deren Stand vom See und der Limat abhängt, dann 2) an einigen Brunnen, welche höher liegen, um vom See und der Limat beeinflusst zu werden, 3) an der Wassermenge einiger Quellen, welche Zürich mit Trinkwasser versorgen, und endlich 4) an sogenannten Lysimetern. Da habe ich nun den ersten Maassstab ganz verworfen und Sander meint, das bringe mich nothwendig in Collision mit einer früheren Annahme bezüglich Lyon und des Rhonestandes.

Ich habe die Stimmfähigkeit der Brunnenspiegel in Zürich übrigens nicht weiter beanstandet, als ich das von jeher auch in München in Bezug auf die Typhoidfrequenz gethan habe. Ich habe in München die Erfahrung gemacht, dass alle jene Brunnen, deren Spiegel im Bereich der Stauhöhe des Isarflusses liegen, die Coincidenz mit der Typhoidfrequenz nicht entfernt so deutlich und fortlaufend anzeigen, wie diejenigen, deren Spiegel wesentlich höher liegt, als der Spiegel des Flusses. Der Grund ist einfach der, dass die Brunnen der ersteren Kategorie nicht blos in Folge der örtlichen Durchfeuchtung und Austrocknung des Bodens, sondern auch mit dem Flusse steigen und fallen. So weit also der Stand des Flusses nicht von dem Grade der nächsten örtlichen Drainageverhältnisse abhängig ist, oder damit harmonirt, so weit sind auch die davon abhängigen Brunnenstände keine richtigen Anzeigen für letztere. Die Grundwasserverhältnisse von Zürich sind insoferne denen von München ganz analog, als dort der See und sein Ausfluss den Ufern, d. h. dem Boden und der wasserdichten Unterlage von Zürich gegenüber genau dieselbe Stellung einnehmen, wie der Isarfluss den Isarufern, dem Boden des Isarthales gegenüber in München. See und Limat sind der tiefste Punkt der Drainage des Bodens, von beiden Uferseiten her fällt das Grundwasser gegen den Fluss und den See. Wenn also der Fluss steigt, so steigt das Wasser in diesen Brunnen, aber nicht weil das Wasser des Flusses in sie eindringt, oder weil der Fluss eine wesentliche Menge seines Wassers an die Uferseite verliert, sondern weil der Fluss das Grundwasser, welches nicht vom Flusse kommt, zurückstaut und dieses nicht abfliessen lässt. In Lyon sind ganz andere Verhältnisse. Da empfängt der Fluss eigentlich von keiner Seite Grundwasser. Rechts sind die Granitberge, links die Ebene von Lyon, deren Grundwasserspiegel, soweit Lyon darauf steht, constant tiefer liegt, als der Spiegel der Rhone. Die Rhone muss daher beständig Wasser an das linke Ufer in Lyon verlieren, sie mag steigen oder fallen. Das Grundwasser von Lyon, ganz abgesehen von den örtlichen Niederschlägen, ist sozusagen ein Arm oder Altwasser der Rhone, während das von Zürich und München Quellen oder Nebenflüssen gleich zu achten ist, welche sich in Limat und Isar ergiessen. In München ist der Fluss ein Mittel der Entwässerung, in Lyon der Bewässerung des Bodens.

Ich glaubte, dieses Verhältniss in meiner Abhandlung über Lyon durch Holzschnitte S. 454 und 480 meiner Abhandlung hinreichend versinnlicht zu haben. Ich werde mich gleich weiter darüber aussprechen, warum ich ein Recht zu haben glaubte und es noch zu haben glaube, den Rhonepegel auch als Maassstab für das Grundwasser einiger Stadttheile von Lyon zu nehmen, ich will zuerst nur noch einige Worte über die zeitliche Disposition von Zürich im Jahre 1867 sagen.

Die Maassstäbe 2, 3 und 4 für Grundwasser in Zürich widersprechen meinen Ansichten nicht mehr, sind aber weniger dazu geeignet, zu entscheiden, ob man es wirklich mit ungewöhnlichen Grundwasserverhältnissen im Jahre 1867 zu thun hatte, weil die betreffenden Beobachtungen erst im Jahre 1867 ihren Anfang genommen haben. Ich habe mir deshalb noch einen andern Maassstab zu verschaffen gesucht. Herr Bezirksarzt Dr. Zehnder war so freundlich, mir auf meine Bitte die Regenmengen in Zürich von 1864 bis 1868 mitzutheilen.

Regenmengen in Zürich in Millimetern.

Jahr	Januar	Februar	März	April	Mai	Juni	Juli	August	September	Oktober	November	Dezember	Summa
1864	23,6	31,8	51,9	54,1	90,8	193,0	86,8	38,2	80,2	17,9	79,7	9,7	751,7
1865	58,5	51,0	52,8	4,5	69,3	51,1	89,2	201,0	0,0	79,8	63,8	16,0	737,0
1866	74,7	163,4	113,5	119,8	119,5	41,1	62,0	244,5	105,4	31,0	109,8	122,3	1308,0
1867	123,5	72,8	107,2	145,6	125,8	221,6	52,6	192,2	140,1	193,3	28,1	54,6	1457,4
1868	33,7	6,2	64,0	92,6	10,6	104,8	100,1	84,8	93,3	186,1	52,2	121,6	950,0
Mittel von 50 Jahren	55,9	56,2	68,6	76,7	87,7	113,2	121,1	117,7	92,9	87,5	64,1	65,0	1004,1

Daraus geht auf das Deutlichste hervor, dass die Jahre 1864 und 1865 ebenso weit unter, wie die beiden folgenden Jahre 1866 und 1867 über dem Regen-Mittel waren und dass erst das Jahr 1868 sich wieder dem Mittel nähert. Für die Durchfeuchtung des Bodens kommen bekanntlich am meisten die Niederschläge in Betracht, welche in den kälteren Monaten mit geringer Verdunstung fallen. Aus Gründen, welche ich bei Besprechung der Lyoner Verhältnisse namhaft machen werde, stelle ich die Regenmengen in Zürich vom November 1866 bis April 1867 zusammen, um sie mit dem Mittel zu vergleichen.

	1866/67	Mittel
November	109.8	64.1
Dezember	122.3	65.0
Januar	123.5	55.9
Februar	72.8	56.2
März	107.2	63.6
April	145.6	76.7
	681.2	381.5

Daraus geht hervor, dass die der Cholera vorausgehende Periode, welche für die Grundwasserverhältnisse von 1867 entscheidend ist, 78 Procent über dem Mittel Niederschläge hatte. Der Schluss, den ich aus der Ergiebigkeit der Quellen zog, erscheint daher jetzt gewiss vollkommen berechtigt.

Für diejenigen, welche mehr verlangen, als unsere Kenntnisse von Boden und Grundwasser verschiedener Länder, Gegenden und Orte gegenwärtig schon zu leisten vermögen, liegt es sehr nahe, wieder zu sagen, dass hier nur ein Widerspruch mit sonstigen Behauptungen vorliege, dass das vereinzelte epidemische Auftreten der Cholera 1867 in Zürich mehr gegen als für einen Einfluss von Boden und Grundwasser spräche, dass namentlich die grosse Durchfeuchtung des Bodens in Zürich vom November 1866 bis April 1867 gerade als eine Ursache angesehen werden könnte, derentwegen Zürich von der Cholera noch eine Zeit lang hätte verschont bleiben sollen u. s. w., wenn man in andern Fällen z. B. in Lyon annimmt, dass dort die Cholera wegen zu grosser Durchfeuchtung des Bodens nicht aufkommen könne. Basel, welche Stadt etwa ähnlich im westlichen Theile der Schweiz am Rhein, wie Zürich östlicher davon am See und an der Limat liege, und früher auch schon für Cholera sich empfänglich gezeigt habe, sei verschont geblieben. Man könnte versucht sein, die Epidemie von 1867 in Zürich einfach dadurch zu erklären, dass das spezifische Contagium eben nur nach Zürich gebracht worden sei, und sich dort mit einem gewissen Theil der Bevölkerung begnügt habe u. s. w. — Dagegen bemerke ich, dass das so vereinzelte Auftreten der Cholera 1867 am Nordabhang der Alpen auch durchaus nicht die Grundlage gewesen ist, auf welcher die Ansicht vom Einfluss von Boden und Grundwasser entstanden ist, oder hätte entstehen können, dass aber aus diesem Ausnahmsfalle auch kein Recht abgeleitet werden kann, jene Thatsachen gering zu schätzen, oder unbeachtet zu lassen, auf welchen die Ansicht ruht und entstanden ist. Gerecht finde ich nur, in solchen Ausnahmsfällen eine Aufforderung zu erblicken, weiter und näher zu forschen, wie die Ausnahme mit der Regel zusammenhängt. Es ist allerdings eine höchst merkwürdige Thatsache, welche dringend eine Erklärung fordert, dass 1867 die Cholera von Zürich aus weder über die nächste Umgebung hinaus in der Schweiz, noch im Süden und Westen von Deutschland trotz ungehinderten Verkehrs und mehrfacher Verschleppungen Epidemieen verursacht hat, aber dieses Verhalten genügt auch noch nicht, die Cholera als contagiose Krankheit zu betrachten, wogegen nichts mehr spricht, als gerade die Thatsache selbst, dass sie von Zürich aus nicht weiter verbreitet werden konnte. Ich befürchtete damals ernstlich, Zürich möchte 1867 für Süddeutschland ein ebenso unheilverkündender Vorbote sein, wie es 1865 Altenburg und Werdau für Norddeutschland im Jahre 1866 gewesen waren. Solche Fälle, warum 1866 von ganz London nur Ostlondon, warum 1867 auf dem ganzen Nordabhang der Alpen nur Zürich, warum 1871 in ganz Nord- und Ost-Deutschland nur Königsberg Epidemieen hatten, verdienen künftig schärfer ins Auge gefasst zu werden, als es bisher geschehen ist. Es braucht nicht überall ein und dieselbe Ursache zu haben; gleichwie es mehrere Gründe der Immunität, so gibt es auch mehrere Gründe der Disposition, und da kann die Summe der Faktoren an einem Orte durch diesen, an einem andern durch einen andern Faktor vollzählig werden, wenn auch die Summe der wesentlichen Faktoren immer und überall gleich ist. Bisher aber hat man geglaubt, es brauche nichts, als die Einschleppung eines Cholerafalles; alles übrige sei schon vorhanden. Die Bedingung der Einschleppung ist 1871 in Berlin so oft erfüllt worden, dass es zum Entstehen der grössten Epidemie hingereicht hätte, und doch entwickelte sich keine.

Wenn man sich um eine Erklärung für das Auftreten und die Entwicklung der Epidemie 1867 in Zürich zu der bestimmten Zeit umsieht, so bietet sich der Anhaltspunkt, dass die Cholera Ende Juli (25. Juli) von Rom, vielleicht gleichzeitig auch vom Tessin aus eingeschleppt wurde und sich in der zweiten Hälfte des August zur Epidemie entwickelte.[1] Der ganze Monat Juli zeichnete sich in Zürich durch eine

---

[1] Bericht über die Cholera 1867 in Zürich von Dr. Zehnder.

abnorme Trockenheit aus, und es ist nicht undenkbar, dass dieser Umstand eine wesentliche Rolle für die im August folgende Epidemie gespielt hat und dass die Epidemie nicht ausgebrochen wäre, wenn im Juli einige Gewitter mehr über Zürich niedergegangen wären. Es wäre interessant, die gleichzeitigen Regenverhältnisse anderer schweizerischer Städte von ähnlicher Lage und Bodenbeschaffenheit mit Zürich daraufhin zu vergleichen. In Zürich fielen im Juli nur 52 Millimeter Regen, während das Mittel aus mehreren Jahren 121 ist. In München, dessen durchschnittliche Regenmenge viel kleiner, als die von Zürich ist, fielen im Juli 1867 84 Millimeter Niederschläge. Dass in Zürich die im August und September das Mittel wieder überschreitenden Niederschläge das im Juli möglicherweise erzeugte y nicht sofort wieder zerstört haben, wie sich viele der Gegner der Bodentheorie so gerne vorstellen und einbilden, ist gar kein Grund gegen meine Annahme.

Es ist ja überdies auch möglich, und ich habe darauf auch schon wiederholt aufmerksam gemacht, dass das unter Mitwirkung des Bodens entstehende y im Hause oder gewissen Theilen desselben abgelagert und aufgespeichert sein kann, so dass darnach die Verhältnisse in der Umgebung des Hauses sich für das Entstehen von y sehr ungünstig gestalten können, während es im Hause doch bereits vorhanden ist, darin allmälig weiter sich entwickelt und verwandelt, gleich wie manche Frucht erst im Keller reift, wann sie schon vom Baume gepflückt ist. — Ich will mit diesem Gleichniss durchaus nicht sagen, dass es so ist, aber nach unserem vorläufigen Wissen kann es so oder ähnlich sein, und ich möchte nur darauf aufmerksam machen, was uns noth thut. Wenn wir mehr wissen wollen, als bisher, so müssen wir auch auf viel mehr aufmerken, als bisher. Wenn wir blos immer annehmen, die Cholera ist contagiös und verbreitet sich durch die Excremente, so kommen wir in unserer Einsicht auch in tausend Jahren nicht weiter, als wir seit 1830 gekommen sind und da die Maassregeln gegen Cholera von der Einsicht in ihre Verbreitungsweise abhängen, so werden wir auch praktisch keinen Schritt vorwärts machen.

Lyon betreffend, werde ich zunächst aufmerksam gemacht, dass ich für diese Stadt den Stand des Flusses als Maassstab für die Grundwasserverhältnisse des Alluvialbodens gelten lasse, in Zürich aber nicht. Ich habe den eigentlichen Grund bereits mitgetheilt, und habe nun nur noch wenig beizufügen, wie ich mir den Einfluss der Rhone in Lyon vorstelle. Entsprechend dem Gefäll des Granits, welcher dort die wasserdichte Unterlage der Saone und Rhone bildet, wird die Ebene von Lyon durch die Rhone bewässert, ähnlich wie man durch oberflächlich gezogene Gräben eine Wiese bewässert, nämlich dadurch, dass man das Wasser zum Versitzen bringt. Je dürrer und trockner die Wiese ist, oder wird, desto mehr Wasser werden die Bewässerungsgräben verlieren, desto mehr wird das Wasser in den Gräben sinken. Und so dachte ich mir, je weniger Grundwasser von den atmosphärischen Niederschlägen herrührend im Boden der Lyoner Ebene sich findet, desto mehr wird bei den eigenthümlichen, ausnahmsweisen Gefällsverhältnissen dem Flusse entzogen. Wann in München die Isar oder in Zürich die Limat steigt, so bewässern diese Flüsse nicht ihre Umgebung mit ihrem Wasser, sondern sie lassen nur das Grundwasser der Umgebung nicht mehr abfliessen, stauen dieses zurück und bringen es dadurch zum Steigen. Ebenso wenn sie sinken, ist es kein untrügliches Zeichen, dass die über dem Grundwasser liegende Bodenschichte wesentlich trockner geworden ist, sondern es fliesst nur das durch den Fluss zurückgestaute Grundwasser in den Fluss ab. Bei der Rhone in Lyon ist es ganz anders. Diese mag steigen oder fallen, nie staut sie das Grundwasser der Lyoner Ebene zurück, noch empfängt sie je Wasser von dieser Seite her, sondern der Rhonefluss gibt beständig Wasser nach der Lyoner Ebene hin ab. Ich konnte also mit demselben Rechte den Rhonestand bei der Brücke Morand als Index für den Grundwasserstand der linken Uferseite nehmen, soweit Lyon darauf steht, als man etwa den Wasserstand eines Flusses auch als Index für den Stand seiner Arme und Altwasser nehmen kann.

Wollte man diese Betrachtungsweise auf München oder Zürich anwenden, so würde man den Fehler begehen, welchen derjenige beginge, welcher aus dem Wasserstande eines Hauptstromes auch auf die Wassermenge einzelner besonderer Nebenflüsse oder Zuflüsse schliessen wollte.

Was mich fast in Erstaunen gesetzt hat, sind die drei Gründe, welche Sander gegen die Richtigkeit meiner Auffassung der Lyoner Verhältnisse überhaupt vorbringt. Er sagt:[1] „Dieser Auffassung steht meines Erachtens entgegen einmal, dass Pettenkofer den Beweis schuldig geblieben ist, dass wirklich die Bodenfeuchtigkeit Lyons die anderer von der Cholera häufig befallener Städte auf Alluvialboden und mit einem von benachbarten Flüssen abhängigen Grundwasser erheblich übertrifft, und sodann, dass in dem einzigen Cholerajahre 1854 zwar Winter und Frühling trockener waren, als gewöhnlich, der Pegelstand des Monates Juli aber, in welchem die Cholera anfing, höher ist (nämlich 1.96 Meter) als das 10 jährige Mittel (von 1.58 Metern); unerklärt lässt er ferner, dass von 1857—1866 sich der Spiegel der Rhone im Mittel um einen Meter gesenkt hat

---

[1] S. 37.

und trotzdem 1865 und 1866 die Cholera nicht um sich griff, während ihm ein geringeres Fallen im Jahre 1854 genügt, um die eingetretene Choleraempfänglichkeit zu begründen."

Den ersten Vorwurf anlangend, glaube ich, kann ich mich sehr kurz fassen. Ich bitte meinen Gegner, mir eine Stadt zu bezeichnen, die wie Lyon gelegen, solche Boden- und Grundwasserverhältnisse hat und häufig von Cholera befallen ist. Wenn die Stadt nicht gerade auf der andern Erdhälfte, sondern in Europa liegt und nicht allzuschwer hinzukommen ist, kommt mir's nicht darauf an hinzureisen und ebenso wie in Lyon Erhebungen an Ort und Stelle zu machen. Jeder könnte sich ein Verdienst erwerben, der *so* ein zweites Lyon, aber mit wiederkehrenden Choleraepidemieen, ausfindig machte.

Nicht viel länger werde ich über den zweiten Vorwurf sprechen, dass der abnorm trockene Winter und Frühling von 1854 nichts zu bedeuten gehabt habe, weil der Rhonestand im Juli, als die Cholera in Guillotière und Perrache ausbrach, schon wieder 0.38 Meter über dem Mittel stand. Darauf genügt es, mit einem Gleichniss zu antworten. Wie die Cholera mit dem Grundwasser im Boden, so hängt etwa der Wein mit der Wärme der Luft zusammen, es ist auch eine von vielen wesentlichen Bedingungen. Man stelle sich vor, es wäre nicht schon immer als Erfahrungssatz anerkannt gewesen, dass je heisser der Sommer, desto besser der Wein, und es träte unter den Weinbauern einer zuerst mit dieser Behauptung hervor. Auch er würde viele Gegner finden, der eine würde sagen: „Warum nicht gar! Der Mist macht den Wein; in den Jahren, wo ich gut gedüngt habe, habe ich auch viel Trauben bekommen." Ein anderer würde es wieder besser wissen und sagen: „Alles kommt auf den Boden und die Lage an." Es würde unter den Weinbauern natürlich auch kritische Naturen geben, die sagten: „Gar nichts weiss man, wovon ein gutes Weinjahr herkommt, jeder bildet sich was anderes ein. Aber eines kann ich euch beweisen, aus meiner eigenen Erfahrung, was ich mit eigenen Sinnen wahrgenommen habe und was ich mir von euch Allen nicht abstreiten lasse: von der Wärme kommt's nicht her. Ich habe im Juli und August zur Zeit der grössten Hitze die Trauben gekostet, — sie waren ganz sauer. Im September wurde es schon kühl, aber die Trauben fingen an süss zu werden. Im Oktober hatten wir schon ganz kalte Tage, trotzdem wurden die Trauben immer noch süsser, und Ende Oktober und Anfangs November, als es schon reifte und schneite, da wurden sie erst ganz ausgezeichnet. Wie mögt ihr so einfältig sein und glauben, die Süssigkeit der Trauben komme von der Wärme her, da ihr euch doch selber leicht überzeugen könnt, dass die *Trauben jedes Jahr um so süsser werden, je mehr die Wärme abnimmt?*"

Was endlich den dritten Vorwurf anlangt, so wird die Zurückweisung auch dieses nicht viel Zeit in Anspruch nehmen, denn ich habe diesen bei einer früheren Gelegenheit schon sehr eingehend besprochen, in meinen Bemerkungen zu einem Vortrage Dr. Buchanan's[1]) über Verbreitung der Cholera und des Abdominaltyphus. Alles, was ich dort mit Bezug auf „Tieferlegung des Grundwassers durch Kanalisirung" gesagt habe, ist auch auf Tieferlegung des Grundwassers von Lyon durch Flusscorrektion anzuwenden. In beiden Fällen ändert sich an den eigentlichen Grundwasserverhältnissen, wie sie aus der Beobachtung des Steigens und Fallens dazu geeigneter Brunnen bemessen werden, eigentlich gar nichts

---

1) Zeitschrift für Biologie Bd. VI. S. 526.

oder doch nur sehr wenig, wie ich an einem Beispiele aus München nachgewiesen habe, wo im Winter 18^{69}/$_{70}$ der Grundwasserspiegel eines Stadttheiles durch eine Flusscorrektion um mehr als einen Meter tiefer gelegt wurde, ohne dass diese Verrückung des Nullpunktes sich irgendwie in der Typhusfrequenz ausgesprochen hätte. Und so ist durch die Senkung des Rhonespiegels von 1857 bis 1866 an der Wassermasse der Rhone und an der Menge, welche davon in die Ebene von Lyon hineinfliesst, nichts geändert worden, als der Fixpunkt, von dem aus die Schwankungen erfolgen und gemessen werden. Dieser Ausgangspunkt der Messung liegt um einen Meter jetzt tiefer, als vor der Correktion. Etwas anderes wäre es, wenn sich der Fluss nicht tiefer eingegraben hätte, sondern wenn das Wasser der Rhone um einen Meter Wasserhöhe in Folge grosser und anhaltender Trockenheit abgenommen hätte; — aber das kann keinen wesentlichen Einfluss haben, wenn dieselbe Wassermenge wie sonst, nur um einen Meter tiefer, an Lyon vorbeigeführt wird. Nach wie vor ergiesst sich ein Theil der Rhone in die Ebene von Lyon hinein und je trockner diese wird, um so mehr. In Folge der Correktion hat die Rhone am Pont Morand, wo der Pegel steht, einen Meter Geröll aus ihrem Bette fortgeführt und kann jetzt einen Meter höher anschwellen, als sonst, ehe sie über ihre Ufer tritt; das ist recht wichtig für Ueberschwemmungen, aber aller Wahrscheinlichkeit nach ebenso gleichgiltig für die Grundwasserverhältnisse der Lyoner Ebene, als ob man längs dem betreffenden Ufer der Rhone einen Damm von 1 Meter Höhe aufgeführt hätte. Ich habe in meiner Abhandlung über Lyon des Umstandes nur erwähnt, um diejenigen aufmerksam zu machen, welche nach 1860 den Pegel am Pont Morand zum selben Zweck benützen wollen, wozu ich ihn von 1826 bis 1858 benützt habe. Ich habe deshalb in einer Anmerkung Seite 481 meiner Abhandlung deutlich gesagt: „Vom Jahre 1858 beginnt in Folge grosser Flusscorrektionen eine Senkung des Nullpunktes am Pegel von Pont Morand um etwa 1 Meter, welcher von da an den Ablesungen beizuzählen ist, wenn man die Wassermenge der Rhone mit vorausgehenden Zeiten richtig vergleichen will." Sander hat diesen meinen wohlweisen Rath unbeachtet gelassen.

So leicht diese drei Vorwürfe von Sander abzuweisen sind, in so grosse Verlegenheit hätte mich eine andere Frage bringen können, wenn er sie gestellt hätte. Das linke Ufer der Rhone wird auf zweifache Art bewässert, einmal vom Wasser des Flusses, dann von den örtlichen Niederschlägen. Meine Auffassung setzt voraus, dass der Rhonestand im Winter 1853 auf 54 so niedrig war, nicht blos weil so wenig Wasser aus dem Genfer See und den Alpen kam, sondern hauptsächlich auch weil die Ebene von Lyon, welche eine Aufschüttung des Flusses ist, durch die er sich selber aufgestaut, seinen geraden Weg aus den Alpen von Nord nach Süd sich verlegt hat, und um die er jetzt in westlicher Richtung einen weiten Bogen machen muss, bis er mit der Saone vereint seine Richtung wieder von Nord nach Süd zu nehmen vermag, — ich sage, dass damals der Rhonestand auch deshalb so niedrig war, weil die Ebene von Lyon so trocken und durstig war. Es wäre aber ja auch denkbar, dass es ausnahmsweise auf der Ebene von Lyon viel geregnet hätte und nur in den Alpen nicht, dass sich in Folge davon trotz des niedrigen Rhonestandes im Boden der Ebene von Lyon viel Grundwasser gebildet hätte. Dieses wäre natürlich nicht bergauf in die Rhone abgeflossen, dass es der Pegel am Pont Morand hätte anzeigen können, es wäre also immer möglich, wenn auch nicht sehr wahrscheinlich, dass ich aus dem einen Faktor, aus dem niedern Rhonestand, einen falschen Schluss auf die geringe Durchfeuchtung des Bodens von Broteaux, Guillotière und Perrache gemacht hätte. Obwohl diese Frage nicht gestellt wurde, so halte ich sie doch für wichtig genug, eine Antwort darauf zu suchen. Wenn man sich nach Beweismitteln in dieser Richtung umsieht, so bietet sich wohl nichts dar, als die atmosphärischen Niederschläge in Lyon selbst. Wenn diese vom Jahre 1853/54 und einige Jahre zuvor und danach aufzutreiben sind, so muss sich zeigen, ob der dem Cholerajahre 1854 vorausgegangene Winter und Frühling ähnliche Abnormitäten und in einem ähnlichen Sinne zeigt, wie der Rhonepegel. Im bejahenden Falle würde es einer Probe über meine Rechnung gleichkommen. Ich fand nun in den Mémoires de l'Academie de Lyon auf der Staatsbibliothek in München regelmässige Beobachtungen der dortigen meteorologischen Station, welche Regenmenge und Verdunstungsmenge von 1852 bis 1868, also von 16 Jahren, enthalten. Leider fand ich für frühere Jahre keine Angaben.

(Siehe beiliegende Tabelle.)

Man kann auf dieser Tabelle 16 Jahre hindurch vergleichen, wie viel Wasser in Lyon auf eine horizontale Fläche (Ombrometer) gefallen ist, und wie viel davon wieder verdunstet wäre, wenn diese Fläche (Atmidometer) stets mit Wasser bedeckt gewesen wäre. Diese beiden Voraussetzungen sind allerdings ideale, nicht in der Wirklichkeit erfüllte, denn der Boden von Lyon ist weder eine ebene horizontale Fläche, noch vollständig mit Wasser bedeckt, sondern es wird der fallende Regen von einer sehr unregelmässigen Oberfläche und sehr verschiedenem Boden aufgenommen und dem Gefälle entsprechend sehr verschieden vertheilt. Ein grosser Theil dringt in den Boden ein, und was im Boden bleibt und darin nicht weiter fliesst, verdunstet daraus in ganz anderer Weise, als wenn das Wasser auf der Oberfläche stehen bliebe. Aber selbst wenn diese idealen Bedingungen erfüllt wären, so würde — die Richtigkeit der beiden Bestimmungen vorausgesetzt — Lyon jedes Jahr aus der Atmosphäre mehr Wasser empfangen, als an sie abgeben, was auch die zahlreichen Weiher und Sümpfe von la Bresse ausserdem thatsächlich beweisen. Die Differenz zwischen dieser Einnahme und Ausgabe, von Niederschlag und Verdunstung kann man als relativen Maassstab für Nässe und Trockenheit der Jahre und Jahreszeiten nehmen.

Man sieht, dass sich die einzelnen Jahre in dieser Beziehung sehr von einander unterscheiden. Das Maximum fällt ins Jahr 1852, in welchem 226.78 Millimeter mehr Wasser auf dem Ombrometer fiel, als vom Atmidometer verdunstete, das Minimum ins Jahr 1863 mit einer Differenz von nur 3.9 Millimetern. Im Mittel fallen im Jahre auf dem Ombrometer etwa 150 Millimeter (genau 148.9) Wasser mehr, als vom Atmidometer verdunsten.

Die letzte Rubrik der Tabelle enthält die Mittel des beobachteten Niederschlags und der Verdunstung in den einzelnen Monaten, und daraus lässt sich der durchschnittliche jährliche Gang der beiden Faktoren erkennen. Dezember bis März überwiegt der Niederschlag über die Verdunstung. Im April, Mai und Juni herrscht fast Gleichgewicht, aber im Juli und August und namentlich im Juli. überwiegt beträchtlich die Verdunstung. Der Mehrbetrag der Niederschläge im September und Oktober gleicht das Deficit der heissen Monate vollständig wieder aus, ja liefert sogar einen kleinen Ueberschuss.

Es wird daher gerechtfertigt erscheinen und befindet sich auch ganz in Uebereinstimmung mit den Erfahrungen der Landwirthe, wenn ich die Differenz zwischen Niederschlag und Verdunstung vom November bis April, also das Winterhalbjahr, als entscheidend für die Bodenfeuchtigkeit des Jahres und auch des Sommerhalbjahres annehme. Für das Jahr 1852 fehlt die Beobachtung für den vorausgehenden November 1851, und für das Jahr 1868 fehlt die Beobachtung der Verdunstungsmenge, es kommen daher nur die Jahre 1853 bis 1867 in Betracht. Diese aber ergeben folgendes merkwürdige Resultat:

Jahr	Niederschlag	Verdunstung	Differenz Niederschlag
	vom November bis April		plus oder minus
1853	241.9	100.3	+ 141.6
1854	131.6	144.4	− 12.8
1855	290.4	125.2	+ 165.2
1856	324.2	109.4	+ 214.8
1857	368.9	112.6	+ 256.3
1858	186.9	114.6	+ 72.3
1859	292.1	116.1	+ 176.0
1860	273.5	86.6	+ 186.9
1861	322.6	126.3	+ 196.3
1862	233.9	126.6	+ 107.3
1863	267.1	129.1	+ 138.0
1864	196.9	107.3	+ 89.6
1865	281.8	93.9	+ 187.9
1866	333.4	101.8	+ 231.6
1867	311.5	78.9	+ 232.6
Mittel	264.4	111.4	+ 153.0

Man sieht, wie sehr die verschiedenen Winterhalbjahre sich von einander unterscheiden, wenn man die Verdunstungsmenge von der Niederschlagsmenge abzieht. In allen Jahren bleibt ein plus auf Seite des Niederschlags, nur das ominöse Jahr 1854 allein macht eine Ausnahme und zeigt ein minus. Die Abnormität des Jahres 1854, welche sich schon im Stand der Rhone so deutlich ausgesprochen hat, spricht sich in dem Niederschlag und der Verdunstung, gemessen auf der Lyoner Ebene selbst, noch viel deutlicher aus. Ich glaube dadurch den Beweis zu liefern, dass mein früherer Maassstab zur Beurtheilung der Lyoner Grundwasserverhältnisse, wenn auch kein untadelhafter, so doch kein unbrauchbarer war, dass wirklich von 1826 bis 1868 kein Jahr so abnorm trocken war, als das kritische 1854.

Wichtig und lehrreich scheint mir ausserdem die mittlere Differenz zwischen Niederschlag und Verdunstung von November bis April zu sein: sie beträgt 153 Millimeter. Nimmt man die mittlere Differenz aller Jahre (694.1—544.5), so erhält man 148.9, oder wie ich oben schon sagte, 150 in runder Zahl. Die Zahlen 150 und 153 liegen sich so nahe, dass man darin unbedenklich eine volle Bestätigung des alten Erfahrungssatzes erblicken darf, dass in unserer Zone die Regen- und Verdunstungsmengen von November bis April wirklich entscheidend für die Feuchtigkeit des ganzen Jahres sind.

Ueber den Schluss der Sander'schen Arbeit: Maassregeln gegen die Cholera, habe ich vorläufig nichts zu sagen. Jeder Arzt und jede Gemeindeverwaltung wird mit Sander und Scharnhorst übereinstimmen, dass, so oft eine Epidemie ausbricht, etwas geschehen muss, und dass es nicht gerade immer nöthig ist, dass das Beste geschehe, gleichwie jeder einzelne Kranke nach Hilfe verlangt und Heilung sucht, und auch nicht immer den besten Arzt dafür haben kann. Mögen also immer noch die alten Mittel in Gebrauch bleiben, bis die Ausbildung unseres Wissens uns auf neue und bessere leitet. Ich habe hier nur eine historische Ungenauigkeit zu berichtigen, welche bei Sander vorkommt. Er stellt die Haus-zu-Haus-Besuche durch angestellte Aerzte als eine englische Erfindung aus den Jahren 1848—49 hin, während sie eine ächt deutsche ist, die meines Wissens zuerst bei der Choleraepidemie von 1836—37 in München in voller Wirksamkeit war, und zwar mit dem besten Erfolge. In dem Generalbericht über die Choleraepidemie in München im Jahre 1836/37, verfasst von Dr. Franz Xaver Kopp, kgl. bayerischem Kreis- und Stadtgerichtsphysikus und Polizeiarzte der Haupt- und Residenzstadt München — mit zwei illuminirten Karten und zehn Uebersichtstabellen, gedruckt in München 1837 — heisst es Seite 55: „Zweck und Wirkungskreis der ärztlichen Besuchs-Anstalten. Ihre Aufgabe war: 1) Die rechtzeitige Entdeckung der Krankheitsvorboten, sowie der ersten Stadien der Brechruhr selbst, durch den täglichen Besuch der Aerzte in den Wohnungen der Gesunden ihres Distriktes, namentlich in Fabrikhäusern, in den Häusern und Familien der ärmeren und dürftigen Klasse, wie nicht minder in jenen, die eines eigenen Hausarztes entbehrten u. s. w." In dem Berichte wird die Erfindung „der Weisheit Sr. Durchlaucht des Herrn Fürsten von Oettingen-Wallerstein, kgl. Staatsminister des Innern" zugeschrieben. Jedenfalls also existirte diese Einrichtung in Bayern schon 12 Jahre früher als in England.

Das Wichtigste scheint mir jetzt, dass man sich darüber klar werde und einige, was zu thun sei, um wieder doch eine kleine Stufe höher in unserm ätiologischen Wissen zu steigen. Nach meiner Ansicht kann man sich wesentlich nach drei Hauptrichtungen hin beschäftigen, welche bestimmte Reihen von Thatsachen wie natürliche Wegweiser uns kenntlich machen. In der ersten Reihe stehen alle Thatsachen, in welchen der Einfluss des menschlichen Verkehrs auf die Verbreitung der Cholera sich kund gibt. Wir wissen einstweilen darüber noch gar nichts, als dass sich der Cholerakeim x, eine gewisse Menge Infektionsstoff an den menschlichen Verkehr heftet oder heften kann. An welchem Theile, oder an welchen Theilen er haften kann, darüber wissen wir, etwa mit Ausnahme der Cholerawäsche, noch gar nichts, wir haben blos Vermuthungen und haben auf diese hin einstweilen, aber wie ich fürchte sehr vorschnell und irrig, den wesentlichen Einfluss des Verkehrs in den Darmentleerungen lokalisirt. Wir müssen uns in Zukunft die Frage etwa in der Art stellen: Was bringt der Mensch, welcher aus einem Choleraorte a nach einem bisher von der Krankheit freien Orte b kommt, und von dem in b die nächstfolgenden Choleraerkrankungen sich ableiten lassen, ausser seiner Person noch alles mit, oder was hat er noch alles an sich, woran der Infektionstoff haften könnte? Das wird sich ergeben, wenn man untersucht, wodurch sich dieser Mensch, und was er aus a mit fortnimmt, von andern Fällen unterscheidet, in denen auch andere Personen a verlassen, aber ohne an andern Orten in ihrer nächsten Umgebung inficirend zu wirken. Zu Untersuchungen der Art werden sich am besten jene Verschleppungen von einem Choleraheerde a aus eignen, welche an andern Orten b keine Epidemicen, sondern nur einzelne Fälle hervorrufen, ähnlich wie 1854 in Stuttgart und im Krankenhause zu Erlangen, in Carisbrook und Wührenlos: aber weitaus die beste und sicherste Ausbeute dafür verspreche ich mir von genauen Untersuchungen der Verbreitung der Cholera auf Schiffen bei ihrem Verkehr mit inficirten Seehäfen. Ich verweise in dieser Beziehung auf meine 1872 erschienene Abhandlung über die Cholera auf Schiffen. Aber ich wiederhole und hebe laut hervor, dass man bei künftigen Untersuchungen sich vor einem eingefleischten Fehler hüten muss, nämlich nur immer an solche Fälle zu denken und in den Kreis der Untersuchungen zu ziehen, in welchen der Verkehr mit Choleraorten Folgen hatte: auch alle andern Fälle, in denen der nämliche Verkehr keine Folgen hat, gehören zur Sache, auch darüber muss man sich klar werden. Es wird Gründe haben, wann der Verkehr Folgen hat, und ebenso wann er keine hat. — Eine bessere Zergliederung und schärfere Beobachtung dessen, was wir bisher unter der Bezeichnung Einfluss des Verkehrs zusammengefasst haben, ist eine der dringlichsten Nothwendigkeiten für den Fortschritt, eine der brennendsten Fragen. Mir ist geradezu unbegreiflich, mit welcher Zuversicht sich Manche mit unserm gegenwärtigen Wissen über die Verschleppung der Cholera und namentlich über die Cholera auf Schiffen zufrieden geben und auszusprechen wagen, dass man da nach nichts Absonderlichem zu suchen brauche, dass man da das Nöthige schon wisse.

Nach dem Einfluss des Verkehrs kommt in zweiter Richtung der Einfluss der geographischen Oertlichkeit oder des Bodens in Betracht. Hier ist ein genaues Studium, eine genauere Zergliederung der Constanten und der Variabeln im Boden, womit zusammenhängt, was ich einstweilen y genannt habe, unsere nächste Aufgabe. Was ich bisher in dieser Richtung gethan, betrachte ich nur als Vorstudien und wir können wahrscheinlich noch eine Zeit lang angestrengt zu arbeiten haben, bis wir über das Stadium der Vorstudien hinauskommen werden. Als lehrreiche Objekte für solche Versuche betrachte ich namentlich möglichst genaue Vergleiche von Oertlichkeiten, sowohl von solchen, welche sich für Cholera sehr empfänglich, als auch von solchen, welche sich unempfänglich erwiesen haben. Sander beklagt sich mit Recht, dass bei all seiner Neigung, für die Immunität örtliche Ursachen anzunehmen, er irgend ein greifbares Moment, worin diese örtlichen Ursachen bestehen, überall nicht sehe. Er fragt:

„Worin unterscheidet sich der alluviale Boden des immunen Frankfurt a. M. von dem Köln's? Was bedingt die Immunität Crefelds und anderer bevölkerten Städte in der Rheinniederung? Münster, die Hauptstadt Westfalens, blieb trotz der durch die Truppenbewegungen gesteigerten Möglichkeit einer Infektion frei, auch bei dem allgemeinen Zuge der Cholera im Jahre 1866."

Ich frage entgegen, was hat man bisher gethan, um den Unterschied zwischen empfänglichen und unempfänglichen Orten herauszubringen? Sander hat nach Münster einen Brief geschrieben an Professor Hosius, der die Freundlichkeit hatte zu antworten, dass es auch in Münster verschiedenerlei Boden und auch Grundwasser gebe: aber weiter konnte er ihm auch nichts mittheilen.

Diese Topographie und Hydrographie von Münster aber findet Sander hinreichend, um ein absprechendes Urtheil über meine Untersuchungen von Lyon zu fällen.

Wenn wir auf das Richtige des Bodeneinflusses kommen wollen, so müssen wir beständig und systematisch suchen. Der Boden besteht aus mineralischen, organischen und atmosphärischen Bestandtheilen, wir haben diese in ihrer Wechselwirkung zu beobachten. Die Bodenbeschaffenheit setzt sich ferner aus constanten und variablen Grössen zusammen, wir müssen unser Augenmerk auf beide Reihen richten. Zu den Constanten gehört neben geognostischer Formation chemische Beschaffenheit und physikalische Aggregation des Bodens sowie Niveau der Oberfläche, zu den Variablen gehört Temperatur, organische Substanzen, Wasser und Luft im Boden. Ich glaube vorläufig, dass die Constanten von keinem oder nur von geringem Einfluss an und für sich sein werden, sondern nur insoferne sie von Einfluss auf die Variablen sind. Die Cholera kommt auf

Kalkboden und auf Quarzboden vor, aber vielleicht in dem Grade verschieden, als manche organische Prozesse, die von Organismen abhängen, durch die Gegenwart von Kalk oder Quarz beeinflusst werden. Es ist bereits beobachtet worden, dass z. B. ein eisenschüssiger Quarzsand die Verwesung viel mehr begünstiget, als Kalksand vom gleichen oder selbst gröberem Korn. Professor Fleck in Dresden theilt mir mit, dass der Dresdener Sand gewisse Mengen Sauerstoff auf seiner Oberfläche condensirt halte. Wenn wir den Thonboden bei der Cholera eine Rolle spielen sehen, so sind aller Wahrscheinlichkeit nach nicht sowohl die chemischen Bestandtheile dabei betheiliget, sondern seine Eigenschaften gegenüber den Variabeln Wasser und Luft. Dieselben mineralischen Stoffe in der Form eines compakten Gesteines werden eine ganz andere Wirkung haben.

Von grossem Einfluss unter den Variablen im Boden halte ich auch die Temperatur, deren Beobachtung Delbrück und Pfeiffer neuerdings angeregt haben. Nach den Untersuchungen über die Boden- oder Grundluft in München und Dresden fällt die grösste Menge Kohlensäure mit der höchsten Temperatur des Bodens zusammen. Ausserdem haben aber auch noch andere Umstände Einfluss, denn es ist auch bei gleicher Temperatur der Kohlensäuregehalt der Grundluft in den gleichen Monaten verschiedener Jahre ein sehr verschiedener.

Analoge Differenzen hat Fleck in neuester Zeit auch für den Sauerstoffgehalt der Grundluft constatirt, die oft 5 und 6 Procent weniger Sauerstoff enthält, als die atmosphärische Luft. Die Untersuchungen in dieser Richtung haben erst begonnen, verdienen aber nicht nur fortgesetzt, sondern noch ausgedehnt zu werden. Wir haben bisher immer von Imprägnirung des Bodens, von verschiedener Imprägnirung in verschiedenen Theilen eines Ortes mit organischen Substanzen gesprochen, ohne dass wir unsere Annahmen experimentell prüfen konnten. Durch Kohlensäurebestimmungen der Grundluft allein schon kann man auf die mit Kohlensäurebildung verbundenen Prozesse der Fäulniss und Verwesung im Boden jetzt einen Schluss machen, ähnlich, wie man aus dem vermehrten Kohlensäuregehalt einer Zimmerluft auf die Ueberfüllung des Wohnraumes mit Menschen schliessen kann. Wie sehr die Bodenverhältnisse in diese Prozesse eingreifen, ersieht man aus der alten Erfahrung, wie verschieden lang eine Leiche in verschiedenem Boden zur Verwesung braucht.

Von hervorragendem Einflusse erscheint mir bekanntlich auch der Wechsel im Wassergehalte des Bodens, was ich mit Grundwasser bezeichnet habe. Aber das Grundwasser ist nur ein einzelner Faktor, wie die Wärme auch nur ein einzelner ist, während ausserdem noch mehrere zu einem Prozesse nothwendig und wesentlich sind. Es können in einem Falle die nöthigen Temperatur- und Grundwasserverhältnisse gegeben sein und doch geht der Prozess nicht vor sich, weil es an andern wesentlichen Bedingungen fehlt. — Die Grundwasserverhältnisse eines Ortes lassen sich durch Beobachtung der atmosphärischen Niederschläge, dann durch Beobachtung der Verdunstungsmenge und durch Beobachtung des Wasserstandes geeigneter Brunnen bestimmen. Am besten ist es, wo möglich die drei Beobachtungen an jedem Orte fortlaufend nebeneinander zu machen.

Was die Anstellung von Grundwasserbeobachtungen betrifft, verweise ich auf die Arbeit von Dr. Schnitzer

„Zur Hydrographie der Stadt Erlangen", welche bei Besold in Erlangen eben erscheint. Dass die Grundwasserverhältnisse mit der zeitlichen Frequenz des Typhoid in München in irgend einer Weise zusammenhängen, kann jetzt wohl als erwiesen betrachtet werden; dass die zeitweise in Gegenden auftretenden Ortsepidemieen von Cholera sich mehr nach Fluss- und Drainagegebieten, als nach irgend andern Momenten natürlich gruppiren, ist die noch immer unverändert dastehende Thatsache, welche auf die Grundwasserverhältnisse als zeitliches Moment überhaupt zuerst aufmerksam gemacht hat; ebenso zeigt die zeitliche Frequenz der Cholera in ihrer Heimat, in Indien, von allen bisher der Untersuchung zugänglichen Verhältnissen noch am meisten eine Abhängigkeit von den Regenverhältnissen, welche im Verein mit der Bodenbeschaffenheit die Grundwasserverhältnisse zunächst bedingen. Die Annahme eines Einflusses derselben dürfte daher nicht mehr voreilig erscheinen, wenn sie auch die Aetiologie der Cholera noch lange nicht abzuschliessen, und uns alles weitere Bemühen und Nachdenken zu ersparen vermag. Obwohl das Grundwasser nur ein einziges Moment ist, mit dem man für sich allein ebenso wenig eine Choleraepidemie hervorrufen kann, als etwa mit der nöthigen Wärme allein ein Getreidekorn oder eine Weintraube, so ist sein Einfluss doch ein sehr allgemeiner und wesentlicher. Es ist z. B. eine Thatsache, die sich aus den Grundwasserverhältnissen erklären wird, dass in jedem Lande Choleraepidemieen in den Ebenen weit häufiger, in den Gebirgen und schon in der Nähe derselben und in der Nähe des Ursprungs von Gewässern viel seltener sind, als ferner davon. Aus der Bodenbeschaffenheit allein lässt sich dieses constante Verhalten, welches auf der ganzen Erde sich gleich bleibt, nicht erklären. Viel besser stimmt damit der meteorologische Satz, den ich Müller's kosmischer Physik entnehme: „Die Regenmenge nimmt mit der Höhe der Orte über der Meeresfläche zu, weil die Berge einen Niederschlag veranlassen, wenn sie von einem Strome feuchter Luft getroffen werden: daher die bedeutende Regenmenge in den Alpen." In München z. B. fallen jährlich im Durchschnitt 380 Pariser Linien Regen, in Tegernsee bereits 538, d. i. 46 Prozent mehr.

Es ist auffallend, dass Städte wie Salzburg und Innsbruck, welche grossentheils auf Flussalluvionen liegen, wie sie in der Ebene nicht anders vorkommen, bisher noch immer gleich Lyon von Choleraepidemieen verschont geblieben sind. Das ist um so auffallender, da beide Städte nicht unbeträchtliche Garnisonen haben, und Garnisonen zur Einschleppung und zur Entwicklung der Cholera sonst überall leicht Veranlassung geben. Ausnahmsweise könnten aber Theile von Salzburg oder Innsbruck wahrscheinlich ebenso eine Epidemie haben, wie 1837 Mittenwald im Oberisarthale oder 1854 ein Theil von Lyon eine hatte, und seither keine mehr. In diesen Fällen wird nicht blos die Menge Regen im Jahre, sondern in den einzelnen Monaten entscheidend sein, also auch die Zeit, zu welcher sie fällt, und der Boden, auf den sie fällt. Es wäre interessant, nur einmal die Regenmengen nach Monaten von einer Reihe von Jahren von Elberfeld und Barmen einerseits, und von Münster und Crefeld andererseits zu vergleichen; es stellen sich vielleicht schon da nicht unbeachtenswerthe Unterschiede heraus, welche Fingerzeige für fernere Untersuchungen geben. Aber allen derartigen Unternehmungen tritt vorläufig noch der Unglaube an den Einfluss des Grundwassers hindernd entgegen. Man macht zwar vielleicht zu kritischen Zwecken wieder einige derartige Zusammenstellungen, um zu beweisen, dass die Zusammenstellungen nicht mit der theoretischen Annahme stimmen, — denn um eine Disharmonie auf einem Instrumente hervorzubringen, brauchts nicht viel Uebung erst, — aber das Misslingen der ersten Versuche und Anstrengungen darf nie als ein Beweis gegen die Möglichkeit des Gelingens angesehen werden, so lange sonst eine Anzahl von Gründen dafür spricht.

Eine dritte Richtung, in welcher man mit systematischen Beobachtungen und Untersuchungen vorgehen sollte, ist die individuelle Disposition, welche auch bei der Cholerafrequenz eine so grosse Rolle spielt, wie bei fast allen Krankheiten. Eine feststehende Thatsache ist bereits die grosse Verschiedenheit der Empfänglichkeit verschiedener Altersklassen, und dann auch wieder verschiedener Individuen ein und derselben Altersklasse. Die Wissenschaft hat die Aufgabe, nicht nur darnach zu fragen, warum so viel Menschen an Cholera erkranken, sondern auch, warum so viele nicht erkranken, obschon sie ganz den nämlichen Einflüssen ausgesetzt sind, wie diejenigen, welche erkranken. Die Untersuchungen in dieser Richtung sind auch von grosser praktischer Bedeutung, und die Resultate wahrscheinlich sofort praktisch zu verwerthen. Das Verhalten der Blattern in dieser Hinsicht kann unsern Eifer anspornen. Die Erfahrung hat gelehrt, dass, um den Blattern entgegen zu treten, es vorläufig noch kein besseres Mittel gibt, als auf die individuelle Disposition zu wirken, und dass ihre Verheerungen durch keine Sperrmaassregeln, welche gegen die Verbreitung des Giftes zielen, wohl aber durch Vaccination und Revaccination eingeschränkt werden können, welche nur auf die individuelle Disposition wirken. Die grosse Verschiedenheit in der Empfänglichkeit verschiedener Altersklassen, ebenso der verschiedenen Standesklassen (arm und reich) in epidemisch ergriffenen Orten geben da sehr gute sachliche Ausgangspunkte für Untersuchungen der verschiedensten Art (Ernährung, Hautpflege etc.). Ich habe schon früher darauf aufmerksam gemacht, dass Alles, was den Wassergehalt der Organe über das Normale erhöht, zur Cholera zu disponiren scheint. Wir müssen die Körperzustände genau zu definiren suchen, welche im einzelnen Individuum den Ausbruch der Krankheit, das Zustandekommen eines Anfalles begünstigen oder verhindern. Wenn in einer Garnison, in einem Gefängnisse, in einer Erziehungsanstalt ein Theil der unter sonst gleichen Verhältnissen Lebenden erkrankt, der andere nicht, so muss man sich mehr als bisher bemühen, herauszubringen, was die Disponirten von den Nichtdisponirten wesentlich unterscheidet. Die Steigerung der Anzahl der Choleraanfälle unter inficirten Truppen in Indien, sobald sie sich auf dem Marsche befinden, ist eine höchst merkwürdige Thatsache, die sich wahrscheinlich durch Veränderungen im peripheren Kreislauf und durch Störungen in der Wärmeökonomie des Körpers erklären wird.

Neuere Untersuchungen machen es immer zweifelhafter und unwahrscheinlicher, dass der Choleraanfall durch eine im Darme sitzende Ursache ausgelöst wird, sein Wesen scheint mehr in einer abnormen Thätigkeit vasamotorischer Nervenparthien zu liegen und von Nervencentralorganen auszugehen, so dass die Wirkung des Choleragiftes auf die Durchschwitzung im Darme vielleicht ebenso sekundär ist, wie die des Malariagiftes auf den Gefässkrampf in der Haut beim kalten Fieber.

In den drei genannten Richtungen gibt es so viel zu beobachten, festzustellen und weiter zu untersuchen, dass die Kraft und der Ueberblick Einzelner dazu nicht mehr ausreicht, die Arbeit sollte organisirt und getheilt werden. Was kann der Einzelne denn thun, wenn es sich um eine systematische, fortlaufende Beobachtung z. B. des Schiffsverkehrs gewisser Distrikte und Linien handelt? was kann er thun, um gewisse topographische, hydrographische, meteorologische und statistische Erhebungen in einer auszuwählenden Zahl von Orten verschiedener Gegenden (wir wollen vorläufig nur an Deutschland denken) zu sammeln, oder gar erst einzurichten oder vorzuschreiben? Wir werden aller Wahrscheinlichkeit nach schon nächsten Sommer in einem grösseren Theile Europas wieder Gelegenheit haben, mit der Cholera in ausgedehntere Berührung zu kommen. Dann wird der ärztliche Stand und die Staatsverwaltung auch wieder mit derselben Opferwilligkeit und Berufstreue, wie bisher, in allen Choleraorten thätig sein, es werden von den Erkrankten dann wieder durchschnittlich die Hälfte genesen, die Hälfte sterben, gleichviel ob gar nicht, oder allo-, oder homöopathisch behandelt, und endlich wird auch diese Cholerahcimsuchung wieder vorübergehen. Die Ueberlebenden werden sich zum Schluss auch diesmal wieder beglückwünschen und beloben, froh, so viel Noth und Elend hinter sich zu haben,

Eine ausgebrochene Choleraepidemie kann von den Aerzten nach dem gegenwärtigen Stande unseres Wissens ebenso wenig unschädlich gemacht werden, als eine vor sich gehende Schlacht auch durch die besten Ambulancen wesentlich unblutiger wird. Eine solche Epidemie rafft, wie der Krieg die Soldaten, tausende von Menschen jeden Alters und Geschlechts in ihrer vollen Thätigkeit und Schaffen dahin, tausende von Kindern, Jünglingen und Jungfrauen in ihrer schönsten Blüthe, und die Gesellschaft wird der Früchte ihrer viel versprechenden Zukunft ohne jeden denkbaren Nutzen beraubt. Das Leben ist allerdings der Güter höchstes nicht, aber doch eines der höchsten, welches wir nie unter seinem Werthe, daher nur für noch höhere ideale Güter hingeben dürfen. Das Sterben in der Schlacht hat einen Zweck, wir opfern unser Leben für die Unsrigen, für Interessen des Vaterlandes, der Menschheit: aber was hat die Welt für einen Gewinn, wenn noch soviel Tausende an Cholera oder andern Krankheiten sterben? So wenig dem Arzte politischer und strategischer Einfluss auf das Entstehen und den Verlauf einer Schlacht zukommt, sondern nur die Blessirten, so gross wäre sein Einfluss, wenn er wüsste und angeben könnte, wie Choleraepidemieen entstehen und was auf ihren Verlauf Einfluss hat. Hier läge im Wissen auch allein schon eine Macht.

Was thut man aber, um dieses Wissen zu erwerben und zu vermehren? Soviel wie nichts: man überlässt — abgesehen von der sorgfältigen Behandlung und Pflege der Kranken (der Blessirten) — lieber Alles sich selbst, der Zukunft und dem Zufall, und handelt dadurch nicht viel besser, als der Proletarier, welcher um seinem Nothstand zu entkommen, spielt oder in die Lotterie setzt, anstatt dass er anfängt, mehr zu arbeiten und zu verdienen. In andern Fächern macht man's anders. Die Astronomen veranlassen gegenwärtig alle civilisirten Regierungen des Erdkreises zu einem Aufwand von Millionen, blos um den nächsten Durchgang der Venus durch die Sonnenscheibe auf verschiedenen Punkten der Erde genauer zu beobachten, als das sonst schon geschehen ist. Die Regierungen gewähren in richtiger Erkenntniss des hohen Werthes exakter, wissenschaftlicher Ergebnisse gerne die grossen Mittel für einen Forschungszweck, der durch ungünstige Witterung zur bestimmten Stunde leicht vereitelt werden kann, und der ihnen schwerlich näher liegt, als die Cholera; man setzt Commissionen zusammen, welche voraus eingehend zu berathen und festzustellen haben, was geschehen kann und soll, wenn die Erscheinung am Firmamente eintritt. Warum thun das die Regierungen? Weil es nicht ein Einzelner, sondern die Fachleute insgesammt verlangen, und ihr Verlangen zu begründen wissen. Wenn einer oder zwei Astronomen auf den Gedanken kämen, eine Expedition auszurüsten, die übrigen aber sich gleichgiltig dazu verhielten, so würde wohl keine Regierung auch nur einen Pfennig dafür bewilligen. Die Cholera ist ein grosses, humanes und sociales Interesse, sie bei ihrem Durchgang durch die Länder wissenschaftlich genauer zu beobachten und zu erforschen als bisher, ist gewiss ebenso wichtig, wie der Durchgang der Venus durch die Sonnenscheibe, oder wie eine Nordpolexpedition, die man ausrüstet, um Punkte im Eismeer zu erreichen, die vorher noch kein Schiff erreicht hat. Aber es scheint, die Cholera muss noch ebenso oft durch Europa ziehen, als schon die Venus durch die Sonne gegangen ist, bis man es einmal der Mühe werth findet, auch dafür Observatorien einzurichten und zwar schon bevor der Durchgang beginnt. Die nächste Choleraheimsuchung Europa's wird unserm Wissen nicht mehr einbringen, als die bisherigen, wenn man nicht mehr dafür thut, als bisher. Leider muss ich bezweifeln, ob diesmal mehr vorbereitet werden und geschehen wird, als sonst, und ich spreche aus Erfahrung. Ich habe zu Anfang dieses Jahres den Vorschlag gemacht, man möchte wenigstens sich einstweilen einen Plan über die Beobachtung der Cholera auf Schiffen machen, — habe aber keinen Anklang gefunden. Das Einzige, was ich erzielt habe, ist der Bescheid einer hohen Stelle, dass dieselbe zur Zeit nicht in der Lage sei, etwas in dieser Richtung zu thun. Ob diese Zeit wohl kommen wird? Am guten Willen der Regierungen ist gewiss nicht zu zweifeln, aber die Zeit kann nicht kommen, wenn von den Vertretern der Medicin nichts geschieht, um sie herbeizuführen.

Was lässt sich aber thun, um diese Zeit herbeizuführen? Sie kann nur kommen, wenn die Vertreter der Medicin ihren Regierungen gegenüber mit einem motivirten Programme auftreten, welches diejenigen Punkte bezeichnet, auf deren Feststellung es zunächst ankommt, und welches angiebt, was weiter zu bearbeiten ist. Und das ist nicht möglich ohne vorausgehende Berathung durch Commissionen von Sachverständigen. Die internationale Choleraconferenz in Konstantinopel hat ihrerzeit nach vielen Seiten hin nützlich gewirkt, manche Arbeiten und Beobachtungen hervorgerufen und an vielen Punkten neues Leben erweckt. Auch die Choleraconferenz in Weimar war nicht ohne alle Wirkung, aber beide beschäftigten sich viel zu wenig mit dem ätiologischen Theile, den sie eigentlich schon vorausgesetzt haben, um ihr Hauptziel zu erreichen, Maassregeln zur Abwehr der Cholera aufzustellen. So lange die Aetiologie so unentwickelt ist, wird man mit den Mitteln zur Abwehr stets Gefahr laufen, die Rechnung ohne den Wirth zu machen, während aus der Entwicklung der Aetiologie die rechten Mittel sich wie von selbst ergeben werden.

Warum aber macht man die Cholerafrage nicht schon längst auch von Seite der Regierungen zum Gegenstande eines bestimmten, wissenschaftlichen Untersuchungs-Programmes? Aus dem Grunde, weil wir schon alles Nöthige wissen und uns nichts mehr abgeht, gewiss nicht. Auch aus dem Grunde nicht, dass man den Gegenstand für zu gleichgiltig hält. Ich kann mir nur zwei Gründe denken: entweder glaubt man, alle Wege, welche die Forschung bisher betreten hat und zunächst betreten könnte, führen zu keinem Ziele, seien lauter Irrwege und keiner werth, weiter und mit grösseren Mitteln als bisher verfolgt zu werden; oder man glaubt an die Unmöglichkeit, auf diesen Wegen mit den gegenwärtig zu Gebote stehenden Mitteln der Forschung weiter als bisher zu kommen und hält deshalb vorläufig allen ferneren und besonderen Aufwand für hoffnungslose Kraft- und Zeitverschwendung. Ob Jemand das Recht und den Muth hat, den ersten Grund geltend zu machen, will ich einstweilen dahingestellt sein lassen. Bei aller Bescheidenheit, mit welcher unsere Epidemiologie noch aufzutreten hat, kann man ihr doch kein so vollständiges Armuthszeugniss ausstellen. Wenn auch nur weniges, aber einiges steht doch unzweifelhaft fest, und wenn es weiter nichts wäre, als dass sich die Cholera durch den Verkehr verbreitet, dass Ort und Zeit auf das Entstehen von Epidemieen einen grossen Einfluss haben, ebenso dass sich die einzelnen Menschen der specifischen Choleraursache gegenüber sehr verschieden verhalten, die einen daran schwer, die andern leicht, und die Mehrzahl gar nicht erkranken. Diese drei feststehenden Thatsachen bilden ebenso viele Ausgangspunkte oder Angelpunkte für die Forschung, und müssen in Angriff genommen werden, dürfen nicht unbeachtet liegen bleiben, so wenig als man einen Kranken liegen lassen darf, selbst wenn man ihn unheilbar, ja sogar sterbend auf der Strasse findet. Manche scheinen zu denken, dass alle Bemühungen, diese drei Cardinalpunkte weiter zu zerlegen, vorläufig erfolglos seien, dass man von allen weiteren Versuchen abstehen müsse, weil doch nichts dabei herauskomme. Damit träfe die Cholerafrage ein schweres Geschick, der Fluch der Thatlosigkeit, unter dem alles verkümmert. Gleichwie Sander vom Standpunkt des praktischen Arztes aus es für nothwendig hält, zu sagen: „Uebertriebener Skepticismus darf nicht lähmend in den Weg treten, es ist ja nicht immer nöthig, dass gerade das Beste geschieht, die Hauptsache ist, dass nur überhaupt etwas geschieht," — so darf man gewiss auch vom ätiologischen Standpunkte aus mit demselben Rechte sich gegen eine solche Stagnation verwahren, wie sie der Skepticismus auch auf diesem Gebiete herbeiführen würde. Dazu haben wir nicht die geringste Veranlassung. Wenn Einem nach den bereits vorliegenden Erfahrungen der Muth nicht zu sinken braucht, in den Excrementen der Cholerakranken noch immer das Hauptmittel der Verbreitung der Krankheit zu erblicken, und deshalb die Excremente noch immerfort wie bisher zu desinficiren, dann darf man noch viel mehr auf den Einfluss des Bodens pochen; — wenn schon die blosse Möglichkeit, dass Trinkwasser- und Bodenverunreinigungen zur Choleraverbreitung beitragen könnten, zur Rechtfertigung hinreicht, um in den Städten so viele Millionen für Kanalisirung und Wasserleitungen auszugeben, dann dürfen auch Boden-, Grundwasser- und Grundluft-Verhältnisse einen kleinen Bruchtheil der Aufmerksamkeit und der Pflege für sich von den Behörden und Gemeinden beanspruchen; wenn sich die Regierungen einmal dazu hergeben, auf den blossen Glauben an die Contagiosität der Cholera hin Maassregeln durchzuführen, welche z. B. den Verkehr in einer Weise belasten und so theuer sind, wie die Quarantänen, dann ist es auch Pflicht dieser Regierungen, alles aufzubieten, um den Beweis zu liefern, dass dieser Glaube kein falscher ist, auf den sich so viele Maassregeln gründen; dass die Cholera sich wirklich durch die Excremente der Kranken verbreitet, und dass jede weitere Zergliederung des menschlichen Verkehrs überflüssig ist; denn sonst würden sie ja durch ihre Autorität und Macht nur dazu beitragen, Irrthümer zu verewigen, falsche Standpunkte festzuhalten, anstatt neue, bessere aufsuchen zu helfen. Mir scheint, es sei Pflicht der Regierungen, sich ebenso nach Kräften daran zu betheiligen, was uns in der Erkenntniss der Ursachen einer Epidemie fördert, als sie sich betheiligen, um deren Wirkungen entgegen zu treten, und das um so mehr, als die Mittel dagegen, die sogenannten praktischen Maassregeln, ganz vom jeweiligen Stande des theoretischen Wissens abhängig sind, wie namentlich die Erfahrungen bei der Cholera seit mehr als 40 Jahren gelehrt haben. Die Regierungen versäumen ihre Pflicht, wenn sie die Entwicklung unseres ätiologischen Wissens auch ferner so ganz, wie bisher sich selbst, d. h. dem Zufalle überlassen, in dem falschen Glauben, die Theorie sei in solchen Dingen gleichgiltig für die Praxis.

Im Verlage von **R. Oldenbourg** in München ist ferner erschienen:

Cholera-Regulativ.

Den Sanitätsbehörden, den Aerzten und dem Publikum vorgelegt
von
Griesinger, v. Pettenkofer u. v. Wunderlich.
Zweite Auflage.
32 Seiten gr. 8°. broschirt.
Preis 8 Sgr. oder 24 kr.

Die Cholera in Lübeck.
Von
Dr. E. Cordes.
(Separat-Abdruck aus der Zeitschrift für Biologie.)
Mit 1 Karte von Lübeck und 1 Bodenprofil.
64 Seiten gr. 8°. cartonnirt.
Preis 1 Thlr. 6 Sgr. oder 2 fl.

Boden & Grundwasser

in ihren Beziehungen zu Cholera und Typhus.
Erwiderung
auf Rudolph Virchow's hygienische Studie „Canalisation oder Abfuhr".
Von
Dr. Max von Pettenkofer.
(Separat-Abdr. aus der Zeitschr. für Biologie, Band V, Heft 2.)
IV u. 160 Seiten gr. 8°. broschirt.
Preis 1 Thlr. 2 Sgr. oder 1 fl. 48 kr.

Die Cholera-Verhältnisse Thüringens.
Von
Dr. L. Pfeiffer.

(Separat-Abdruck aus der Zeitschrift für Biologie, Jahrg. 1867.)
96 Seiten gr. 8⁰ mit 7 Karten und Plänen. cartonnirt.
Preis 1 Thlr. 10 Sgr. oder 2 fl. 24 kr.

Verhandlungen der Cholera-Conferenz
zu Weimar
am 28. und 29. April 1867.
Nach den stenographischen Aufzeichnungen
redigirt von
Dr. Thomas.
Mit einem Vorworte
von
Dr. Max v. Pettenkofer.

(Supplement zur Zeitschrift für Biologie, Jahrg. 1867.)
VIII u. 92 Seiten gr. 8⁰.
Mit 12 Plänen von London und St. Petersburg. cartonnirt.
Preis 1 Thlr. 10 Sgr. oder 2 fl. 12 kr.
Preis für Abnehmer der Zeitschrift für Biologie 1 Thlr.
oder 1 fl. 45 kr.

Zeitschrift für Biologie.
Von
L. Buhl, M. v. Pettenkofer, L. Radlkofer u. C. Voit,
Professoren an der Universität München.

Gross 8⁰. Erscheint seit 1865. Jedes Jahr ein Band von 4 Heften (jedes Heft ca. 144 Seiten) mit vielen Karten, Stadtplänen und Tabellen.
Preis per Jahrgang 4 Rthlr. 20 Sgr. oder 8 fl.

Bei Abnahme von mehr als 5 Jahrgängen sind die Buchhandlungen in den Stand gesetzt, eine entsprechende Preisreduktion zu gewähren.